Krankenpfleger

In der Nephrologie

Der vollständige Leitfaden

ALEXANDRE CAREWELL

Inhaltsverzeichnis

« *Die Nephrologie untersucht nicht nur die Nieren, sondern erforscht auch das Herz unseres inneren Gleichgewichts und sorgt dafür, dass jeder Tropfen in erneute Gesundheit umgesetzt wird.* »

EINFÜHRUNG

Die Bedeutung der Nephrologie in der medizinischen Landschaft.

Die Nephrologie nimmt, obwohl sie manchmal im Schatten "medienwirksamerer" medizinischer Fachgebiete steht, einen entscheidenden Platz im Gesamtpanorama der Medizin ein. Diese Disziplin, die sich auf die Untersuchung, Diagnose und Behandlung von Nierenerkrankungen konzentriert, ist der stille Wächter des inneren Gleichgewichts unserer Körper. Jede Funktion unserer Nieren ist ein Testament des natürlichen Einfallsreichtums, indem sie Abfallstoffe filtert, den Flüssigkeitshaushalt ausgleicht und die Elektrolyte reguliert. Sollte diese biochemische Symphonie unterbrochen werden, wären die Folgen für den Einzelnen katastrophal.

In der medizinischen Landschaft zeichnet sich die Nephrologie nicht nur durch ihre technische Komplexität aus, sondern auch durch ihre Nähe zum Patienten. Chronische Nierenerkrankungen beispielsweise erfordern eine regelmäßige Pflege und Überwachung, wodurch eine enge Bindung zwischen dem Patienten, dem Nephrologen und dem Krankenpflegerteam entsteht. Diese wiederholten Interaktionen bieten eine einzigartige Perspektive auf die langwierige Natur der medizinischen Versorgung und die Bedeutung einer auf Vertrauen basierenden Beziehung.

Darüber hinaus reicht die Bedeutung der Nephrologie über ihre disziplinären Grenzen hinaus. Sie spielt eine zentrale Rolle bei der Behandlung vieler gemeinsamer Krankheiten, darunter Diabetes und Bluthochdruck, zwei der Hauptschuldigen für Nierenversagen. Mit anderen Worten: Die Arbeit von Nephrologen und Krankenpflegern in der

Nephrologie endet nicht einfach bei der Nierenfunktion, sondern ist Teil eines größeren Rahmens von Prävention, Pflege und Behandlung in der Allgemeinmedizin.

Darüber hinaus spiegeln die technologischen Fortschritte, insbesondere im Bereich der Dialyse, die dynamische Rolle wider, die die Nephrologie bei der Übernahme und Anpassung medizinischer Technologien spielt. Die kontinuierliche Innovation in der Nierenpflege zeigt, wie sehr dieses Fachgebiet an der Spitze der modernen Medizin steht.

So ist die Nephrologie, auch wenn sie spezialisiert und manchmal isoliert erscheinen mag, in Wirklichkeit eine grundlegende Säule der Medizin. Sie erinnert an die Vernetzung der Systeme unseres Körpers, an die Vitalität der Prävention und an das Wunder der Medizintechnik. Im großen Bild der Medizin ist die Nephrologie ein wesentliches Fachgebiet, das immer wieder daran erinnert, wie wertvoll jedes Organ, jede Zelle und jeder Moment im zarten Tanz des Lebens sind.

Die zentrale Rolle des Krankenpflegers/ der Krankenpflegerin in der Nephrologie.

Krankenpfleger/innen in der Nephrologie stehen im Mittelpunkt einer medizinischen Welt, in der sich die technischen Aspekte der Pflege mit der Tiefe der zwischenmenschlichen Beziehungen vermischen. Sie ist die erste Anlaufstelle für Patienten mit Nierenerkrankungen und dient nicht nur als Pflegekraft, sondern auch als Ratgeber, Erzieher und manchmal sogar als Vertrauter.

Die Pflege in der Nephrologie, insbesondere die Dialyse, erfordert technische Beherrschung und spezifische Fähigkeiten. Der Krankenpfleger muss sicherstellen, dass die Maschinen ordnungsgemäß funktionieren, dass die Dosierung der Medikamente korrekt ist und dass alle Verfahren genau eingehalten werden. Ein kleiner Fehler kann große Folgen haben, weshalb Wachsamkeit und Genauigkeit in dieser Rolle von entscheidender Bedeutung sind.

Neben der fachlichen Kompetenz ist es jedoch die menschliche Betreuung, in der Krankenpfleger/innen in der Nephrologie wirklich glänzen. Patienten mit chronischer Niereninsuffizienz oder anderen Nierenerkrankungen sind oft mit langfristigen Behandlungen, Veränderungen des Lebensstils und einer Vielzahl von Emotionen konfrontiert, die von Angst bis Frustration reichen. Hier kommt der Krankenpfleger ins Spiel, der emotionale Unterstützung bietet, Fragen beantwortet, Ängste abbaut und dabei hilft, Erwartungen zu bewältigen.

Auch die Erziehung spielt in dieser Fachrichtung eine vorherrschende Rolle. Der Krankenpfleger informiert die Patienten über ihre Behandlung, gibt ihnen Tipps für ihre Ernährung, macht sie darauf aufmerksam, wie wichtig die regelmäßige Einnahme von Medikamenten ist, und bereitet sie auf mögliche Nierentransplantationen vor. Dieser Bildungsaspekt ist ein Schlüsselelement, das den Patienten hilft, die Verantwortung für ihre eigene Gesundheit zu übernehmen und ihre Lebensqualität zu verbessern.

Schließlich sind Krankenpfleger/innen in der Nephrologie häufig das Bindeglied zwischen dem Patienten und dem Nephrologen. Sie geben wichtige Informationen weiter, koordinieren die Pflege und sorgen dafür, dass der Behandlungspfad reibungslos und effizient verläuft. Sie arbeiten auch eng mit anderen Fachkräften wie Ernährungsberatern oder Sozialarbeitern zusammen und gewährleisten so eine umfassende Betreuung.

In der großen Welt der Nephrologie ist der Krankenpfleger ein Kompass, ein Anker und ein Wächter. Das macht sie zu einem unschätzbaren Verbündeten für jeden Patienten, der sich in den oft stürmischen Gewässern der Nierenerkrankung bewegt.

Kapitel 1:
DIE NEPHROLOGIE - EINE EINLEITUNG

Die Nieren verstehen:
Anatomie und Physiologie.

Die Nieren, die beiden bohnenförmigen Organe auf beiden Seiten der Wirbelsäule, sind lebensnotwendig. Obwohl sie vielleicht nicht so häufig wie das Herz oder die Lunge in den gängigen Diskussionen über Gesundheit erwähnt werden, ist ihre Rolle bei der Aufrechterhaltung des inneren Gleichgewichts des Körpers genauso entscheidend. Um ihre Bedeutung zu verstehen, muss man in die Anatomie und Physiologie dieser bemerkenswerten Strukturen eintauchen.

Anatomie der Niere
Lokalisation: Die Nieren befinden sich im Lendenbereich, direkt unterhalb des Brustkorbs, auf beiden Seiten der Wirbelsäule. Sie werden durch den Brustkorb und eine Fettschicht geschützt.
Äußerer Aufbau: Jede Niere ist etwa 10 bis 12 cm lang, 5 bis 7 cm breit und 2 bis 3 cm dick. Der konkave Teil der Niere, der sogenannte Hilus, ist der Punkt, an dem der Harnleiter, die Blutgefäße und die Nerven in das Organ eintreten und es verlassen.
Innerer Aufbau: Im Inneren ist die Niere in mehrere Regionen unterteilt:
- **Kortex**: Die äußere Schicht, die viele Nephrone, die Funktionseinheiten der Nieren, enthält.
- Die **Medulla**, die in Nierenpyramiden unterteilt ist und Sammelrohre enthält, die zu Strukturen führen, die Kelche genannt werden und den von den Nephronen produzierten Urin auffangen.

Physiologie der Nieren

Die Nieren übernehmen viele wichtige Funktionen:

- **Blutfilterung**: Jeden Tag filtern die Nieren etwa 180 Liter Blut, entfernen Abfallprodukte und überschüssige Flüssigkeit und produzieren etwa 1-2 Liter Urin.
- **Regulierung der Elektrolyte** : Die Nieren regulieren die Konzentrationen von Natrium, Kalium, Kalzium und anderen Ionen im Blut und sorgen so für ein stabiles inneres Milieu im Körper.
- **Regulierung des Blutdrucks**: Durch die Ausschüttung des Hormons Renin spielen die Nieren eine wesentliche Rolle bei der Regulierung des Blutdrucks.
- **Produktion von Erythropoietin**: Dieses Hormon regt die Produktion von roten Blutkörperchen im Knochenmark an, wenn der Sauerstoffgehalt im Blut niedrig ist.
- **Vitamin-D-Stoffwechsel**: Die Nieren wandeln Vitamin D in seine aktive Form um, die für die Aufnahme von Kalzium aus dem Darm unerlässlich ist.
- **Säure-Basen-Gleichgewicht**: Die Nieren sorgen für die Regulierung des pH-Werts im Blut, indem sie Wasserstoffionen ausscheiden und Bikarbonat wieder aufnehmen.

Durch diese Funktionen sind die Nieren aktiv an der Aufrechterhaltung eines stabilen inneren Milieus beteiligt, das als Homöostase bezeichnet wird. Dieses Gleichgewicht ist für das reibungslose Funktionieren der Zellen und Organe von entscheidender Bedeutung. Ohne gesunde Nieren wäre dieses Gleichgewicht gestört, was die optimale Funktion des gesamten Organismus gefährden würde. Die Nieren zu verstehen bedeutet also, die Komplexität und Schönheit des physiologischen Designs zu erkennen und ihre stille, aber lebenswichtige Rolle für unser tägliches Wohlbefinden zu würdigen.

Häufige Pathologien in der Nephrologie.

Die Nephrologie ist ein medizinisches Fachgebiet, das sich der Untersuchung, Diagnose und Behandlung von Nierenerkrankungen widmet. Die Nieren als Organe, die für die Filterung des Blutes und die Regulierung vieler wichtiger Körperfunktionen zuständig sind, können von einer Vielzahl von Erkrankungen betroffen sein. Einige von ihnen sind häufig und verdienen aufgrund ihrer Prävalenz und ihrer potenziellen Auswirkungen auf die Gesundheit besondere Aufmerksamkeit.

1. Niereninsuffizienz
   * **Akutes Nierenversagen (ANI)**: Dies ist ein plötzlicher und schneller Verlust der Nierenfunktion, der häufig durch eine Nierenverletzung, schwere Dehydrierung, bestimmte Medikamente oder eine Sepsis verursacht wird.
   * **Chronische Niereninsuffizienz (CKD)**: Diese Erkrankung ist durch einen allmählichen und irreversiblen Verlust der Nierenfunktion gekennzeichnet. Zu den häufigen Ursachen gehören Diabetes, Bluthochdruck und chronische Glomerulonephritis.

2. Glomerulonephritis
Hierbei handelt es sich um eine Entzündung der Glomeruli, der kleinen Filtereinheiten in den Nieren. Sie kann akut oder chronisch sein und durch Infektionen, Autoimmunerkrankungen oder andere Ursachen verursacht werden.

3. Diabetische Nephropathie
Sie ist eine häufige Komplikation von Diabetes und eine der Hauptursachen für chronische Niereninsuffizienz. Sie wird durch Schädigungen der Blutgefäße in den Nieren

verursacht, die durch einen hohen Blutzuckerspiegel hervorgerufen werden.

4. Nierenlithiasis (Nierensteine)
Das sind feste, aus Kristallen gebildete Massen, die sich im Inneren der Nieren entwickeln. Diese Steine können Schmerzen verursachen und den Urinfluss blockieren.

5. Polyzystische Nierenerkrankung
Es handelt sich um eine genetisch bedingte Erkrankung, bei der sich in den Nieren zahlreiche Zysten oder mit Flüssigkeit gefüllte Säcke entwickeln, die die Funktion der Nieren beeinträchtigen.

6. Nephrotisches Syndrom
Es handelt sich um eine Reihe von Symptomen, zu denen eine starke Proteinurie (übermäßiges Vorhandensein von Eiweiß im Urin), eine Hypoalbuminämie (niedrige Albuminkonzentration im Blut) und Ödeme gehören.

7. Renovaskuläre Hypertonie
Dies ist eine Form von Bluthochdruck, der durch eine Verengung der Nierenarterien verursacht wird.

8. Pyelonephritis
Dabei handelt es sich um eine Niereninfektion, die häufig durch Bakterien verursacht wird, die sich von der Blase auf die Nieren ausbreiten.

9. Erbkrankheiten
Neben der polyzystischen Nierenerkrankung gibt es noch andere genetische Erkrankungen, wie das Alport-Syndrom, die die Nierenfunktion beeinträchtigen.

10. Renale Toxizität
Viele Medikamente oder Toxine können die Nieren schädigen, wenn sie in großen Mengen oder über einen längeren Zeitraum eingenommen werden.

Die Behandlung dieser Erkrankungen erfordert häufig einen multidisziplinären Ansatz, an dem Nephrologen, spezialisierte Krankenpfleger, Ernährungsberater und andere Angehörige des Gesundheitswesens beteiligt sind. Prävention, Früherkennung und eine angemessene Behandlung sind entscheidend, um Komplikationen zu minimieren und die Lebensqualität von Patienten mit Nierenerkrankungen zu verbessern.

Der Weg eines Patienten in der Nephrologie.

Der Weg eines Patienten in der Nephrologie ist eine komplexe medizinische Laufbahn, die von der Art der Nierenerkrankung, den Symptomen, den erforderlichen Eingriffen und dem allgemeinen Gesundheitszustand des Patienten geprägt wird. Dieser Weg, der häufig von Momenten der Unsicherheit, Anpassung und Widerstandsfähigkeit unterbrochen wird, verdeutlicht die Bedeutung einer umfassenden, koordinierten und patientenzentrierten Betreuung.

1. Symptome und erste Konsultation
Häufig beginnt der Weg mit dem Auftreten unerklärlicher Symptome wie Müdigkeit, Ödemen, schaumigem Urin oder Rückenschmerzen. Ein Patient kann dann seinen Hausarzt aufsuchen, der angesichts dieser Anzeichen weitere Untersuchungen anordnet.

2. Erstuntersuchung und Diagnose
Es können Bluttests, eine Urinanalyse und ein Nierenultraschall durchgeführt werden. Wenn eine Anomalie festgestellt wird, überweist der Allgemeinmediziner den Patienten zur weiteren Untersuchung an einen Nephrologen. Die genaue Diagnose

der Nierenerkrankung wird durch diese Untersuchungen und manchmal durch eine Nierenbiopsie gestellt.

3. Bildung und Erstversorgung

Sobald die Diagnose gestellt ist, beginnt eine Phase der Aufklärung. Der Nephrologe informiert den Patienten zusammen mit einem Team von Krankenpflegern über seine Krankheit, die Behandlungsmöglichkeiten und die empfohlenen Änderungen des Lebensstils. Diese Phase ist entscheidend dafür, dass der Patient seine Erkrankung versteht und sich an die Behandlung hält.

4. Spezifische Behandlung

Je nach Art und Schwere der Krankheit kann die Behandlung unterschiedlich ausfallen:

- Spezifische Medikation, um das Fortschreiten der Krankheit zu kontrollieren.
- Diätetische Änderungen zum Schutz der Nierenfunktion.
- Dialyse, wenn die Nierenfunktion stark eingeschränkt ist.
- Nierentransplantation bei fortgeschrittener Niereninsuffizienz.

5. Regelmäßige Überwachung

Nephrologische Patienten benötigen eine regelmäßige Nachsorge, um den Krankheitsverlauf zu beurteilen, die Behandlung anzupassen und mögliche Komplikationen zu behandeln. Diese regelmäßigen Termine sind wichtig, um den Gesundheitszustand des Patienten zu überwachen.

6. Multidisziplinäre Begleitung

Neben den Nephrologen sind auch andere Fachkräfte an der Reise des Patienten beteiligt: Diätassistenten für die Anpassung der Ernährung, Psychologen für die emotionale Unterstützung, Sozialarbeiter für die administrative Hilfe und Physiotherapeuten für das Mobilitätsmanagement.

7. Übergang zu anderer Pflege
Je nach Krankheitsverlauf kann ein Patient eine intensivere Pflege benötigen, z. B. den Übergang zu häufigerer Dialyse oder eine Nierentransplantation. Diese Übergänge werden engmaschig verwaltet, um die Kontinuität der Pflege zu gewährleisten.

8. Weiterbildung und Rehabilitation
Im Laufe der Zeit können sich die Bedürfnisse des Patienten ändern. Die Aufklärungssitzungen werden erneuert und angepasst, um ihn in jeder Phase seiner Krankheit zu begleiten.

Der Weg eines Patienten in der Nephrologie ist eine medizinische und menschliche Reise. In jeder Phase ist eine enge Zusammenarbeit zwischen dem Patienten, seiner Familie und dem medizinischen Team von entscheidender Bedeutung, um das bestmögliche Ergebnis zu erzielen und die Lebensqualität zu verbessern.

Kapitel 2:
ROLLE UND VERANTWORTLICHKEITEN DES KRANKENPFLEGERS IN DER NEPHROLOGIE

Der Alltag eines Krankenpflegers/einer Krankenschwester in der Nephrologie.

Der Krankenpfleger in der Nephrologie nimmt eine zentrale Stellung in der Betreuung von Patienten mit Nierenerkrankungen ein. Ihre Rolle geht weit über die reine Pflege hinaus; sie ist eine echte Stütze in der Begleitung des Patienten, indem sie eine erzieherische, unterstützende und koordinierende Rolle spielt. Der Alltag dieser Fachkräfte ist von einer Vielzahl von Aufgaben geprägt und macht ihn ebenso anspruchsvoll wie bereichernd.

1. Verwaltung von Behandlungen
Der Krankenpfleger steht oft an vorderster Front, wenn es um die Verabreichung von Medikamenten geht, sei es oral, intravenös oder auf andere Weise. In der Nephrologie kann dies auch die Verwaltung der Dialysebehandlung umfassen.

2. Überwachung der Dialyse
Bei Dialysepatienten bereitet der Krankenpfleger die Maschine vor und überwacht sie, schließt den Patienten an, überwacht seinen Zustand während der Behandlung und geht mit möglichen Problemen um. Die Dialyse ist eine schwere Behandlung, die ständige Aufmerksamkeit erfordert.

3. Medizinische Betreuung
Der Krankenpfleger misst regelmäßig die Vitalzeichen der Patienten, beurteilt ihr Wohlbefinden, achtet auf mögliche Nebenwirkungen der Behandlung und meldet alle Abweichungen dem Nephrologen.

4. Erziehung des Patienten
Krankenpfleger spielen eine entscheidende Rolle bei der Aufklärung von Patienten. Sie informieren die Patienten über ihre Krankheit, die Behandlung, empfohlene Änderungen des Lebensstils und Techniken zur Selbstüberwachung.

5. Emotionale Unterstützung
Angesichts einer chronischen Krankheit können viele Patienten Angst, Depressionen oder Entmutigung empfinden. Der Krankenpfleger ist oft die erste Anlaufstelle für diese Patienten und bietet ihnen ein offenes Ohr und Rat.

6. Koordination mit dem medizinischen Team
Der Krankenpfleger arbeitet eng mit Nephrologen, Ernährungsberatern, Sozialarbeitern und anderen Mitgliedern des medizinischen Teams zusammen, um eine umfassende und koordinierte Betreuung des Patienten zu gewährleisten.

7. Technische Verfahren
Dies kann das Einführen von Kathetern, die Durchführung von Blutentnahmen, die Verwaltung von Gefäßzugängen für die Dialyse oder auch die Überwachung nach einer Transplantation bei Patienten, die eine neue Niere erhalten haben, umfassen.

8. Administrative Aufgaben
Wie alle Angehörigen der Gesundheitsberufe müssen Krankenpfleger/innen in der Nephrologie auch Verwaltungsaufgaben bewältigen, z. B. die Aktualisierung

von Krankenakten, die Bestellung von Medikamenten oder die Koordination von Terminen.

9. Weiterbildung
Die Medizin entwickelt sich ständig weiter. Krankenpfleger/innen müssen sich daher regelmäßig fortbilden, um über die neuesten Techniken, Behandlungen und Empfehlungen im Bereich der Nephrologie auf dem Laufenden zu bleiben.
Die Rolle des Krankenpflegers/der Krankenpflegerin in der Nephrologie ist facettenreich. Sie erfordert sowohl hohe technische Fähigkeiten als auch ein großes Einfühlungsvermögen. Diese Fachkräfte stehen oft im Mittelpunkt der medizinischen Erfahrung der Patienten und begleiten sie auf jeder Etappe ihres Weges in der Nephrologie, was sie zu entscheidenden Akteuren in der Betreuung dieser Patienten macht.

Interprofessionelle Zusammenarbeit: Arbeiten mit einem multidisziplinären Team.

Die Behandlung von Patienten in der Nephrologie beruht, wie in vielen anderen medizinischen Bereichen auch, nicht nur auf dem Fachwissen einer einzelnen medizinischen Fachkraft. Sie erfordert eine enge Zusammenarbeit zwischen verschiedenen Spezialisten, die jeweils ihr spezifisches Wissen und Können einbringen, um dem Patienten eine umfassende und optimale Behandlung zu bieten. Im Mittelpunkt steht dabei die interprofessionelle Zusammenarbeit, die gewährleistet, dass jeder Aspekt der Gesundheit des Patienten berücksichtigt wird.

1. Die zentrale Rolle des Nephrologen
Der Nephrologe ist der Spezialist für Nierenerkrankungen. Er diagnostiziert, berät über die optimale Behandlung und

überwacht den Verlauf der Krankheit. In der Regel ist er es, der das multidisziplinäre Team koordiniert.

2. Der Krankenpfleger in der Nephrologie
Über die direkte Pflege hinaus spielt der Krankenpfleger eine zentrale Rolle bei der Aufklärung des Patienten, der täglichen Überwachung, der Koordination der Pflege und der emotionalen Unterstützung.

3. Der Ernährungsberater
Nierenerkrankungen haben oft spezifische diätetische Auswirkungen. Der Ernährungsberater berät den Patienten in Bezug auf seine Ernährung, je nach Fortschreiten der Krankheit und den verschriebenen Behandlungen.

4. Der Sozialarbeiter
Er begleitet den Patienten und seine Familie bei den nichtmedizinischen Herausforderungen, die mit der Krankheit verbunden sind, wie finanzielle Probleme, Zugang zu medizinischer Versorgung oder Sorgen um den Arbeitsplatz.

5. Der Apotheker
Als Experte für Arzneimittel berät der Apotheker über die Dosierung, Wechselwirkungen und Nebenwirkungen von Medikamenten. Er arbeitet eng mit dem Nephrologen zusammen, um sicherzustellen, dass der Patient die am besten geeignete Behandlung erhält.

6. Der Psychologe
Angesichts einer chronischen Krankheit fühlen sich viele Patienten ängstlich, depressiv oder gestresst. Der Psychologe unterstützt sie dabei, mit diesen Emotionen umzugehen und schlägt Bewältigungsstrategien vor.

7. Der Physiotherapeut
Für Patienten mit Bewegungsschwierigkeiten oder Schmerzen bietet der Physiotherapeut Übungen und Techniken an, um die Lebensqualität zu verbessern.

8. Der Gefäßchirurg
Bei dialysepflichtigen Patienten ist häufig die Schaffung eines Gefäßzugangs erforderlich. Der Gefäßchirurg wird dann in Zusammenarbeit mit dem Nephrologen tätig.

9. Kommunikation und Koordination
Der Schlüssel zu einer erfolgreichen interprofessionellen Zusammenarbeit liegt in einer reibungslosen und regelmäßigen Kommunikation zwischen den Teammitgliedern. Regelmäßige multidisziplinäre Besprechungen, gemeinsame Protokolle und kontinuierliche Fortbildung sind entscheidend für eine reibungslose und effektive Behandlung.

Die interprofessionelle Zusammenarbeit gewährleistet, dass der Patient von einem ganzheitlichen Ansatz profitiert, bei dem jeder Aspekt seiner Gesundheit berücksichtigt wird. In einer zunehmend spezialisierten medizinischen Welt ist dieser multidisziplinäre Ansatz von entscheidender Bedeutung, um den Patienten eine umfassende Betreuung zu bieten, die sich auf ihre Bedürfnisse und ihr Wohlbefinden konzentriert.

Administrative Zuständigkeiten und Dokumentation.

Im Gesundheitswesen und insbesondere in der Nephrologie spielen die Dokumentation und die administrativen Verantwortlichkeiten eine entscheidende Rolle. Diese Elemente gewährleisten nicht nur eine optimale Patientenversorgung, sondern auch die

Nachvollziehbarkeit der Pflege und die Einhaltung gesetzlicher und ethischer Verpflichtungen. Der Krankenpfleger/die Krankenpflegerin in der Nephrologie muss daher, wie alle Angehörigen der Gesundheitsberufe, zwischen seinen/ihren direkten Pflegeaufgaben und diesen administrativen Verantwortlichkeiten jonglieren.

1. Führen von Krankenakten
Die Krankenakte ist das zentrale Instrument zur Überwachung des Patienten. Sie enthält den Verlauf der Arztbesuche, Untersuchungsergebnisse, ärztliche Verschreibungen und alle anderen relevanten Informationen über die Gesundheit des Patienten. Der Krankenpfleger muss dafür sorgen, dass die Akte immer auf dem neuesten Stand ist, indem er seine Beobachtungen und Interventionen in die Akte einträgt.

2. Bestellung und Verwaltung von Medikamenten und Material
Die Pflege in der Nephrologie erfordert häufig die Verwendung spezieller Medikamente und Geräte, z. B. für die Dialyse. Der Krankenpfleger muss sicherstellen, dass sie verfügbar sind, die Bestände verwalten und manchmal neue Geräte oder Medikamente bestellen.

3. Koordination der Termine
Der Krankenpfleger spielt häufig eine Rolle bei der Koordination von Arztterminen, sei es für regelmäßige Arztbesuche, Dialysebehandlungen oder andere Spezialuntersuchungen.

4. Beziehungen und Kommunikation mit anderen Angehörigen der Gesundheitsberufe
Krankenpfleger/innen müssen häufig mit anderen Mitgliedern des medizinischen Teams kommunizieren, sei es durch schriftliche Berichte, mündliche Protokolle oder Koordinationssitzungen. Dieser Austausch gewährleistet

eine harmonische und koordinierte Versorgung des Patienten.

5. Einhaltung von Normen und Vorschriften

Die Gesundheitspflege unterliegt einer Reihe von Normen und Vorschriften, sei es in Bezug auf Hygiene, Sicherheit, Vertraulichkeit oder Ethik. Krankenpfleger müssen diese Vorschriften genau kennen und sicherstellen, dass sie eingehalten werden.

6. Ausbildung und Weiterbildung

Der Gesundheitsbereich ist einem ständigen Wandel unterworfen. Krankenpfleger/innen müssen sich daher regelmäßig fortbilden, sei es in Bezug auf neue Techniken, neue Medikamente oder innovative Pflegemethoden. Diese Weiterbildung muss auch dokumentiert werden.

7. Teilnahme an klinischer Forschung

In einigen Einrichtungen können Krankenpfleger/innen an klinischen Forschungsprojekten beteiligt sein. Dies beinhaltet eine genaue Dokumentation, das Befolgen von Protokollen und die Kommunikation mit den Forschungsteams.

8. Bewertung der Qualität der Pflege

Um eine optimale Pflege zu gewährleisten, führen viele Einrichtungen regelmäßige Bewertungen der Pflegequalität durch. Der Krankenpfleger ist häufig an diesen Bewertungen beteiligt, und zwar sowohl als Beurteiler als auch als Beurteilter.

Verwaltungs- und Dokumentationsaufgaben mögen auf den ersten Blick nicht zum Kernbereich der Arbeit eines Krankenpflegers gehören. Sie sind jedoch von entscheidender Bedeutung, um die Sicherheit, Wirksamkeit und Qualität der Patientenversorgung zu gewährleisten. In einer immer komplexer werdenden medizinischen Welt ist ihre Beherrschung daher eine unverzichtbare Fähigkeit für jeden Angehörigen der Gesundheitsberufe.

Kapitel 3:
DIE TECHNIKEN
UND LAUFENDE VERFAHREN

Dialyse: Prinzipien und Arten

Die Dialyse ist eine wichtige medizinische Technik im Bereich der Nephrologie, die zur Reinigung des Blutes von Patienten mit nicht oder nur unzureichend funktionierenden Nieren eingesetzt wird. Sie entfernt Abfallstoffe, überschüssige Flüssigkeit und Elektrolyte aus dem Blut und erfüllt damit eine Funktion, die normalerweise von gesunden Nieren übernommen wird. Lassen Sie uns in die Prinzipien und Arten der Dialyse eintauchen, um dieses lebenswichtige Verfahren besser zu verstehen.

1. Grundsätze der Dialyse
Die Nieren fungieren als Filter für unseren Körper und scheiden Abfallstoffe und überschüssiges Wasser aus, um den Urin zu bilden. Wenn die Nieren diese Filterfunktion verlieren, wird das Blut mit giftigen Abfallstoffen und überschüssiger Flüssigkeit belastet. Die Dialyse greift ein, um diese ausgefallene Nierenfunktion zu ersetzen. Sie beruht auf dem Prinzip der Diffusion, bei der sich die Moleküle von einem Bereich mit hoher Konzentration zu einem Bereich mit niedriger Konzentration bewegen, und der Osmose für die Übertragung von Wasser.

2. Hämodialyse
   - **Prinzip**: Die Hämodialyse ist die häufigste Art der Dialyse. Das Blut des Patienten wird aus dem Körper in eine Dialysemaschine gepumpt, die es filtert, bevor es wieder in den Körper zurückfließt.

- **Gefäßzugang**: Um diesen Blutfluss zu ermöglichen, wird ein Gefäßzugang geschaffen, der oft am Arm liegt. Dabei kann es sich um eine Fistel, ein Transplantat oder einen Katheter handeln.
- **Häufigkeit**: Die Hämodialyse wird in der Regel dreimal pro Woche durchgeführt und jede Sitzung dauert etwa 3 bis 5 Stunden.

3. Peritoneale Dialyse
- **Prinzip**: Bei der Peritonealdialyse wird das Blut im Körperinneren gereinigt. Die Peritonealmembran, die den Bauchraum auskleidet, wird als natürlicher Filter genutzt. Eine Dialyselösung wird über einen Katheter in den Bauchraum geleitet und nach einer bestimmten Zeit wieder abgelassen, wobei Abfallstoffe und überschüssige Flüssigkeit mitgenommen werden.
- Arten :
  - **Kontinuierliche ambulante Peritonealdialyse (CAPD)**: Der Flüssigkeitsaustausch wird manuell durchgeführt, in der Regel viermal täglich.
  - **Automatisierte Peritonealdialyse (APD)**: Eine Maschine führt den Flüssigkeitsaustausch über Nacht durch, während der Patient schläft.

4. Vor- und Nachteile
Jede Art der Dialyse hat Vor- und Nachteile. Die Hämodialyse erfordert häufige Besuche in einem Dialysezentrum und kann für den Patienten belastender sein. Die Peritonealdialyse hingegen bietet mehr Freiheit, da sie zu Hause durchgeführt werden kann, erfordert jedoch eine strenge Asepsis und die Fähigkeit, den Austausch selbst zu steuern.

5. Wahl der Methode
Die Wahl der Dialysemethode hängt von mehreren Faktoren ab: dem allgemeinen Gesundheitszustand des

Patienten, seiner verbleibenden Nierenfunktion, seinem Lebensstil, seiner Fähigkeit, die Behandlung zu Hause zu bewältigen, und seinen persönlichen Vorlieben. Ein ausführliches Gespräch mit dem Nephrologen ist für die Wahl der besten Option von entscheidender Bedeutung.

Die Dialyse ist für viele Patienten mit chronischer Niereninsuffizienz ein lebensrettender Prozess. Obwohl sie nicht alle Funktionen der Nieren ersetzt, ermöglicht sie es den Patienten, weiterhin ein produktives Leben zu führen und gleichzeitig mit ihrer Nierenerkrankung umzugehen.

Die Hämodialyse

Die Hämodialyse ist eine der häufigsten Dialysemethoden, die zur Behandlung von chronischer Niereninsuffizienz eingesetzt wird. Bei ihr wird das Blut gefiltert, um Abfallstoffe, Giftstoffe und überschüssige Flüssigkeit zu entfernen, wodurch die Funktion der Nieren teilweise nachgebildet wird. Die Behandlung ist für Menschen, deren Nieren nicht mehr in der Lage sind, diese lebenswichtige Aufgabe zu erfüllen, von entscheidender Bedeutung. Lassen Sie uns gemeinsam die detaillierten Aspekte der Hämodialyse entdecken.

1. Funktionsweise der Hämodialyse
Bei einer Hämodialysesitzung wird das Blut des Patienten aus dem Körper in eine Hämodialysemaschine gepumpt. Diese Maschine enthält einen Dialysator oder eine "künstliche Niere", die das Blut filtert. Nachdem das Blut gereinigt wurde, wird es wieder in den Körper des Patienten zurückgeführt.

2. Vaskulärer Zugang
Einer der Schlüsselaspekte der Hämodialyse ist die Schaffung eines soliden und dauerhaften Gefäßzugangs,

um einen effizienten Blutfluss zwischen Patient und Maschine zu ermöglichen. Zu den Zugangsarten gehören :

- **Arteriovenöse Fistel (AVF)**: Hierbei handelt es sich um eine chirurgische Verbindung zwischen einer Arterie und einer Vene, meist im Arm. Sie wird bevorzugt, da sie eine gute Haltbarkeit und ein geringeres Infektionsrisiko bietet.
- **Transplantat**: Ein synthetischer Schlauch wird verwendet, um eine Arterie mit einer Vene zu verbinden.
- **Katheter**: Wenn eine Hämodialyse kurzfristig erforderlich ist, kann ein Katheter in eine große Vene am Hals oder in der Brust eingeführt werden.

3. Häufigkeit und Dauer
Eine typische Hämodialysesitzung dauert etwa 3 bis 5 Stunden und ist in der Regel dreimal pro Woche erforderlich. Dauer und Häufigkeit können jedoch je nach den Bedürfnissen des Patienten variieren.

4. Dialyse-Umgebung
Die Hämodialyse wird meist in einem spezialisierten Dialysezentrum durchgeführt. Einige Zentren bieten eine nächtliche Hämodialyse an, so dass die Patienten im Schlaf dialysieren können. Es ist auch möglich, die Hämodialyse nach einer entsprechenden Schulung zu Hause durchzuführen.

5. Vor- und Nachteile
- Vorteile :
- Geplante Behandlungen, die es ermöglichen, andere Aktivitäten zu planen.
- Enge medizinische Überwachung während der Behandlung.
- Befreiung von Tagen ohne Behandlung.
- Nachteile :
- Notwendigkeit, häufig das Dialysezentrum aufzusuchen.

- Mögliche Müdigkeit nach der Dialyse.
- Einschränkung der Nahrungs- und Flüssigkeitszufuhr.

6. Mögliche Komplikationen
Wie jeder medizinische Eingriff birgt auch die Hämodialyse Risiken. Dazu zählen:
- Muskelkrämpfe
- Hypotonie (niedriger Blutdruck)
- Infektionen
- Anämie
- Probleme beim Zugang zu den Gefäßen

7. Lebensqualität mit der Hämodialyse
Das Leben mit der Hämodialyse erfordert Anpassungen des Lebensstils. Die Patienten müssen ihre Ernährung und ihren Wasserkonsum steuern, mehrere Medikamente einnehmen und einen strikten Dialyseplan einhalten. Mit der richtigen Unterstützung und einem guten Management führen viele Patienten jedoch ein aktives und erfülltes Leben.
Die Hämodialyse ist nach wie vor ein Eckpfeiler in der Behandlung des chronischen Nierenversagens. Sie bietet Millionen von Menschen auf der ganzen Welt einen Rettungsanker, der es ihnen ermöglicht, trotz einer fortgeschrittenen Nierenerkrankung zu leben.

Die Peritonealdialyse

Die Peritonealdialyse ist eine Alternative zur Hämodialyse für die Behandlung von chronischem Nierenversagen. Sie nutzt die Peritonealmembran des Patienten, die die Bauchhöhle auskleidet, als Filter zur Entfernung von Abfallstoffen, überschüssiger Flüssigkeit und Elektrolyten. Da diese Technik in der Regel zu Hause durchgeführt wird, bietet sie dem Patienten mehr Autonomie. Wir wollen uns die Besonderheiten der Peritonealdialyse genauer ansehen.

1. Prinzip der Peritonealdialyse
Bei der Peritonealdialyse wird eine spezielle Dialyselösung, die in der Regel reich an Glukose ist, in die Bauchhöhle eingeführt. Diese Lösung zieht Abfallstoffe, Elektrolyte und überschüssige Flüssigkeit aus dem Blut durch die Peritonealmembran an. Nach einer bestimmten Zeit, der sogenannten Verweildauer, wird diese "verbrauchte" Lösung aus dem Bauchraum entfernt und durch eine frische Lösung ersetzt.

2. Einsetzen des Katheters
Um den Ein- und Austritt der Dialyselösung zu ermöglichen, wird ein flexibler Katheter operativ in die Bauchdecke implantiert. Dieses Verfahren ist in der Regel einfach und wird ambulant oder während eines kurzen Krankenhausaufenthalts durchgeführt.

3. Arten der Peritonealdialyse
- Kontinuierliche ambulante Peritonealdialyse (CAPD) :
- Wird vom Patienten oder einer Pflegekraft manuell durchgeführt.
- Normalerweise erfordert sie 4 Austauschvorgänge pro Tag, wobei die Lösung 4 bis 6 Stunden im Bauchraum verbleibt, bevor sie ausgetauscht wird.
- Automatisierte Peritonealdialyse (APD) :
- Verwendet eine Maschine, den sogenannten Zyklator, um den Lösungsaustausch über Nacht durchzuführen, während der Patient schläft.
- Kann im Laufe des Tages einen manuellen Austausch erfordern.

4. Vor- und Nachteile
- Vorteile :
- Größere Autonomie und Flexibilität.
- Keine wiederholten Punktionen wie bei der Hämodialyse.
- Bessere Erhaltung der Restnierenfunktion.
- Weniger Einschränkungen bei der Ernährung.
- Nachteile :
- Notwendigkeit, den Austausch täglich durchzuführen.
- Risiko von Peritonealinfektionen.
- Das Gefühl, einen "vollen" Bauch zu haben, kann für manche Menschen unangenehm sein.
- Mögliche Gewichtszunahme aufgrund der Glukose in der Lösung.

5. Überwachung und Komplikationen
Die regelmäßige Überwachung durch einen Nephrologen und ein Pflegeteam ist von entscheidender Bedeutung. Die Patienten sollten auf Anzeichen einer Infektion achten und bei der Durchführung des Austauschs auf Sterilität achten. Eine gründliche Erstausbildung ist unerlässlich, um Komplikationen zu vermeiden, insbesondere die Peritonealinfektion, die am häufigsten vorkommt.

6. Übergang und Kombination von Behandlungen
Manche Patienten beginnen mit der Peritonealdialyse und wechseln dann zur Hämodialyse oder umgekehrt, je nachdem, wie sich ihre Krankheit entwickelt, wie sie leben oder welche Art von Behandlung sie bevorzugen. Andere kombinieren beide Methoden, um ihren Bedürfnissen am besten gerecht zu werden.

Die Peritonealdialyse ist für viele Patienten mit Niereninsuffizienz eine wertvolle Option. Sie ermöglicht es, die notwendige Behandlung zu gewährleisten und gleichzeitig ein gewisses Maß an Unabhängigkeit und Lebensqualität zu bewahren. Bei entsprechender

Aufklärung und regelmäßiger Überwachung kann sie eine wirksame und geeignete Methode zur Bewältigung der Niereninsuffizienz sein.

Nierentransplantation: vor, während und nach.

Die Nierentransplantation gilt als die Behandlung der Wahl für viele Patienten mit terminaler Niereninsuffizienz. Sie bietet die Chance, im Vergleich zur Dialyse ein normaleres Leben zu führen. Das Verfahren erfordert jedoch eine ernsthafte Vorbereitung, einen schwierigen chirurgischen Eingriff und eine strenge postoperative Nachsorge. Erkunden wir den Weg zur Nierentransplantation.

1. Vor der Transplantation: Die Vorbereitung
   - **Beurteilung und Eignung**: Bevor ein Patient für eine Transplantation in Betracht gezogen wird, unterzieht er sich einer umfassenden medizinischen Beurteilung, um festzustellen, ob er die Operation und die anschließend erforderlichen immunsuppressiven Medikamente vertragen kann.
   - **Suche nach einem passenden Spender**: Dies kann ein lebender Spender (normalerweise ein Familienmitglied oder ein Freund) oder ein verstorbener Spender sein. Um die Kompatibilität zu gewährleisten, werden Blut- und Gewebetests durchgeführt.
   - **Psychologische Vorbereitung**: Eine Transplantation kann tief greifende psychologische Auswirkungen haben. Psychologische Unterstützung ist wichtig, um den Patienten zu helfen, mit Stress, Angst und Erwartungen umzugehen.

2. Während der Transplantation: Das Verfahren
- Die **Operation**: Die kranke Niere wird normalerweise nicht entfernt, es sei denn, es treten bestimmte Komplikationen auf. Die neue Niere wird an einer anderen Stelle eingesetzt, meist im Unterbauch. Der Chirurg verbindet die Arterie und die Vene der neuen Niere mit den Gefäßen des Patienten.
- **Start der neuen Niere**: In vielen Fällen beginnt die transplantierte Niere sofort zu arbeiten. Manchmal kann es jedoch einige Tage oder Wochen dauern, bis sie voll funktionsfähig ist.

3. Nach der Transplantation: Das Leben mit einer neuen Niere
- **Immunsuppressive Medikamente**: Um die Abstoßung der transplantierten Niere zu verhindern, müssen die Patienten für den Rest ihres Lebens immunsuppressive Medikamente einnehmen. Diese Medikamente reduzieren die Aktivität des Immunsystems, wodurch der Patient anfälliger für Infektionen wird.
- **Regelmäßige medizinische Nachsorge**: Häufige Konsultationen mit dem Nephrologen sind erforderlich, um die Nierenfunktion zu überwachen, frühe Anzeichen einer Abstoßung zu erkennen und die Medikamente anzupassen.
- **Lifestyle**: Obwohl sich die Lebensqualität nach einer Transplantation in der Regel verbessert, ist ein gesunder Lebensstil unerlässlich, um die neue Niere zu schützen. Dazu gehören eine ausgewogene Ernährung, regelmäßige körperliche Betätigung, das Vermeiden von Alkohol und Tabak und die regelmäßige Einnahme der verschriebenen Medikamente.
- **Mögliche Komplikationen**: Neben dem Risiko einer Abstoßung können auch andere Komplikationen auftreten, z. B. Infektionen, Krebs, Herz-Kreislauf-

Erkrankungen oder Nebenwirkungen von Medikamenten.

Eine Nierentransplantation ist eine Reise mit all ihren Herausforderungen, Hoffnungen und Belohnungen. Obwohl sie eine neue Chance auf ein fast normales Leben bietet, erfordert sie ständige Verantwortung und Wachsamkeit, um das wertvolle Geschenk der neuen Niere zu erhalten und zu schützen. Mit der richtigen Unterstützung und Pflege führen viele Nierentransplantierte ein langes und erfülltes Leben.

Die Verwaltung von Kathetern und vaskuläre Zugänge.

Die Verwaltung von Kathetern und Gefäßzugängen ist in der Nephrologie von größter Bedeutung, insbesondere für diejenigen, die regelmäßig eine Dialyse benötigen. Diese Geräte ermöglichen den direkten Zugang zu den Blutgefäßen, um medizinische Verfahren wie die Hämodialyse durchzuführen. Ein angemessenes Management ist entscheidend, um Komplikationen zu verhindern und sicherzustellen, dass die Behandlungen reibungslos funktionieren.

1. Arten von Gefäßzugängen für die Hämodialyse
   * **Arteriovenöse Fistel (AVF)**: Hierbei handelt es sich um eine operativ hergestellte Verbindung zwischen einer Arterie und einer Vene, meist im Arm. Mit der Zeit dehnt sich die Vene aus und wird stärker, sodass ein wiederholter Zugang für die Dialyse möglich ist.
   * **Arteriovenöse Transplantation**: Wenn eine FAV nicht möglich ist, kann eine arteriovenöse Transplantation durchgeführt werden. Dies beinhaltet die Implantation eines synthetischen Schlauchs, der eine Arterie mit einer Vene verbindet.

- **Zentraler Venenkatheter (ZVK)**: Er wird in eine große Vene, häufig die Vena jugularis interna, eingeführt. Er wird in der Regel als vorübergehende oder Notfalllösung verwendet.

2. Einfügen und Pflege
   - **Positionierung** : Die Platzierung des Katheters erfordert ein steriles Verfahren. Zur Bestätigung der Positionierung kann ein Röntgenbild verwendet werden.
   - **Reinigung und Desinfektion**: Die Einstichstelle muss unbedingt regelmäßig gereinigt werden, um Infektionen vorzubeugen. Der Bereich sollte täglich auf Anzeichen von Entzündungen oder Infektionen untersucht werden.
   - **Vermeidung von Verstopfungen** : Katheter können verstopfen oder sich verkleben. Um dies zu verhindern, werden sie regelmäßig mit einer Kochsalzlösung oder Heparin gespült.

3. Komplikationen und ihre Vermeidung
   - **Infektionen** : Katheter können eine Eintrittspforte für Bakterien sein. Sterilität beim Einführen und bei der Pflege ist von entscheidender Bedeutung.
   - **Thrombose**: Blutgerinnsel können sich um oder in einem Katheter bilden und dessen Funktion beeinträchtigen.
   - **Stenose**: Die Blutgefäße können sich in der Nähe des Zugangs verengen, wodurch der für die Dialyse erforderliche Blutfluss verringert werden kann.
   - **Blutungen**: Blutungen können auftreten, wenn der Katheter beschädigt ist oder die Einstichstelle nicht richtig gepflegt wird.

4. Erziehung des Patienten
Es ist lebenswichtig, die Patienten aufzuklären über :

- Die richtige Handhabung von Kathetern zur Vermeidung von Infektionen.
- Anzeichen für eine Infektion oder Komplikationen, um schnell eingreifen zu können.
- Vorsichtsmaßnahmen bei alltäglichen Aktivitäten, um eine Beschädigung des Katheters zu vermeiden.

5. Rückzug

Das Entfernen eines Katheters sollte von einer kompetenten medizinischen Fachkraft durchgeführt werden, die darauf achtet, Infektionen zu verhindern und sicherzustellen, dass der Bereich richtig heilt.

Zusammenfassend lässt sich sagen, dass der richtige Umgang mit Kathetern und Gefäßzugängen für eine wirksame Behandlung und die Vermeidung von Komplikationen in der Nephrologie von entscheidender Bedeutung ist. Patientenaufklärung, gute klinische Praxis und regelmäßige Überwachung tragen dazu bei, die Sicherheit und Wirksamkeit der Behandlung zu maximieren.

Kapitel 4:
KOMPLIKATIONEN UND NOTFALLMANAGEMENT

Komplikationen im Zusammenhang mit der Dialyse.

Die Dialyse ist für viele Patienten mit Niereninsuffizienz eine lebensrettende Technik. Wie jeder medizinische Eingriff ist sie jedoch mit Risiken und potenziellen Komplikationen verbunden. Diese Komplikationen zu kennen und zu wissen, wie man ihnen vorbeugen oder sie behandeln kann, ist für eine optimale Patientenversorgung von entscheidender Bedeutung.

1. Unmittelbare Komplikationen
   * **Niedriger Blutdruck**: Ein schneller Abfall des Blutdrucks während der Dialyse kann zu Schwindel, Übelkeit oder Ohnmacht führen. Er kann durch die zu schnelle Entfernung von Flüssigkeiten während der Sitzung verursacht werden.
   * **Muskelkrämpfe**: Diese können während oder nach der Dialyse auftreten und sind häufig auf den Verlust von Flüssigkeiten oder Elektrolyten zurückzuführen.
   * **Reaktionen auf die Dialysemembran**: Es können allergische Reaktionen auftreten, die zu Rötung, Juckreiz oder anderen Symptomen führen.

2. Infektiöse Komplikationen
   * **Peritonitis**: Bei der Peritonealdialyse handelt es sich um eine Infektion der Bauchhöhle, die häufig durch eine bakterielle Kontamination verursacht wird.
   * **Infektionen am Zugang**: Fisteln, Transplantate und Katheter können sich infizieren, sodass eine sofortige

Behandlung erforderlich ist, um schwerere Komplikationen zu vermeiden.

3. Langfristige Komplikationen
- **Anämie**: Die Dialyse und die Nierenerkrankung selbst können zu einer Anämie führen, da die kranken Nieren nicht genügend Erythropoietin produzieren, ein Hormon, das die Produktion von roten Blutkörperchen anregt.
- **Knochenerkrankungen**: Nierenversagen und Dialyse können das Mineralstoffgleichgewicht im Körper stören und zu Erkrankungen wie der renalen Osteodystrophie führen.
- **Linksventrikuläre Hypertrophie**: Das Herz kann sich aufgrund der zusätzlichen Anstrengung, die erforderlich ist, um das Blut durch enge oder steife Arterien zu pumpen, verdicken - eine häufige Komplikation des Nierenversagens.
- **Neuropathie**: Die Ansammlung von Abfallstoffen im Blut kann die Nerven schädigen, was zu Kribbeln oder Schmerzen in den Extremitäten führt.

4. Andere Komplikationen
- **Störungen des Säure-Basen- und Elektrolythaushalts**: Die Dialyse kann manchmal zu einem Ungleichgewicht der Elektrolytwerte, wie z. B. Kalium, führen.
- **Dialyse-Erschöpfungssyndrom**: Eine starke Müdigkeit, die auf die Dialysesitzungen folgen kann.
- **Dialysebedingte Amyloidose**: Beta2-Mikroglobulinproteine können sich im Blut von Dialysepatienten ansammeln und sich in Gelenken und Sehnen ablagern, was zu Schmerzen und Steifheit führt.

Um diese Komplikationen so gering wie möglich zu halten, ist eine sorgfältige medizinische Überwachung unerlässlich. Regelmäßige Bluttests, Anpassungen der Dialysebehandlung und eine sorgfältige Überwachung der Symptome ermöglichen eine optimale Betreuung der Patienten und verbessern ihre Lebensqualität.

Hyper- und Hypotonie.

Hyper- und Hypotonie sind Begriffe, die abnormale Zustände des Blutdrucks beschreiben. Beide Zustände können erhebliche klinische Folgen haben und treten häufig in verschiedenen medizinischen Zusammenhängen auf, u. a. in der Nephrologie.

Niedriger Blutdruck
Niedriger Blutdruck bezieht sich auf einen Blutdruck, der abnormal niedrig ist.
- Ursachen :
    - Blutverlust, wie bei einem Trauma oder inneren Blutungen.
    - Schwere Dehydrierung aufgrund von Erbrechen, Durchfall oder unzureichender Flüssigkeitsaufnahme.
    - Arzneimittelreaktionen, insbesondere bei blutdrucksenkenden Mitteln.
    - Herzprobleme wie Herzinsuffizienz oder Arrhythmien.
    - Schwere Infektionen oder Sepsis.
    - Fehlfunktion des autonomen Nervensystems.
- Symptome :
    - Schwindel oder Benommenheit
    - Ohnmachtsanfälle
    - Müdigkeit
    - Übelkeit
    - Verschwommene Sicht
    - Verwirrung oder Desorientierung

- Behandlung :
  - Die zugrunde liegende Ursache erkennen und behandeln.
  - Verabreichen Sie intravenös Flüssigkeit, um die Dehydrierung zu behandeln.
  - Passen Sie die Medikamente ggf. an oder ändern Sie sie.
  - In bestimmten Situationen Medikamente zur Erhöhung des Blutdrucks anwenden.

Hoher Blutdruck

Bluthochdruck, allgemein als Hypertonie bekannt, ist ein Zustand, bei dem die Kraft des Blutes gegen die Wände der Arterien zu hoch ist.

- Ursachen :
  - Genetische oder erbliche Faktoren.
  - Sesshafter Lebensstil.
  - Salzreiche Ernährung.
  - Fettleibigkeit.
  - Übermäßiger Alkohol- oder Tabakkonsum.
  - Bestimmte medizinische Bedingungen, wie das polyzystische Ovarialsyndrom, Diabetes oder Nierenerkrankungen.
- Symptome :
  - Häufig gibt es keine sichtbaren Symptome, weshalb die Krankheit auch als "stiller Killer" bezeichnet wird.
  - Kopfschmerzen
  - Schwindel
  - Ohrensausen
  - Visuelle Unschärfe
  - Kurzatmigkeit
- Behandlung :
  - Blutdrucksenkende Medikamente.
  - Änderungen des Lebensstils, wie gesunde Ernährung, regelmäßige Bewegung und Einschränkung des Alkoholkonsums.
  - Reduzieren Sie den Salzkonsum.
  - Regelmäßig den Blutdruck überwachen.

Hyper- und Hypotonie sind zwei gegensätzliche Zustände des Blutdrucks, die schwerwiegende klinische Auswirkungen haben können, wenn sie nicht richtig behandelt werden. Früherkennung, regelmäßige Überwachung und eine angepasste Behandlung sind entscheidend, um die mit diesen Zuständen verbundenen Komplikationen zu verhindern.

Elektrolytstörungen.

Elektrolytstörungen beziehen sich auf ein Ungleichgewicht der Elektrolytwerte im Körper. Elektrolyte sind essentielle Mineralien, die im Blut und anderen Körperflüssigkeiten vorkommen, Elektrizität leiten und für das normale Funktionieren vieler Körperfunktionen unerlässlich sind. Im Zusammenhang mit der Nephrologie sind diese Ungleichgewichte besonders relevant, da die Nieren eine zentrale Rolle bei der Regulierung des Elektrolytspiegels spielen.

1. Hyperkaliämie (hoher Kaliumspiegel)
- Ursachen :
  - Niereninsuffizienz
  - Medikamente (z. B. ACE-Hemmer oder nichtsteroidale entzündungshemmende Medikamente)
  - Gewebszerstörung (Verbrennungen, Traumata)
  - Metabolische Azidose
- Symptome :
  - Muskelschwäche oder -lähmung
  - Kardiale Arrhythmien
  - Müdigkeit
  - Kurzatmigkeit
  - Herzklopfen

- Behandlung :
  - Medikamente zur Stabilisierung der Zellmembran (wie Calciumgluconat)
  - Medikamente, um Kalium aus dem Körper zu entfernen (wie Kationenaustauscherharze)
  - Dialyse

2. Hyponatriämie (niedriger Natriumspiegel)
- Ursachen :
  - Herzinsuffizienz
  - Zirrhose
  - Niereninsuffizienz
  - Syndrom der inadäquaten antidiuretischen Sekretion (SIADH)
- Symptome :
  - Übelkeit und Erbrechen
  - Kopfschmerzen
  - Müdigkeit
  - Krämpfe
  - Koma
- Behandlung :
  - Wasserrestriktion
  - Verabreichung von Kochsalzlösung
  - Medikamente (wie Tolvaptan)

3. Hyperkalzämie (hoher Kalziumspiegel)
- Ursachen :
  - Hyperparathyreoidismus
  - Krebserkrankungen
  - Überschüssiges Vitamin D
- Symptome :
  - Übermäßiger Durst und häufiges Wasserlassen
  - Übelkeit und Erbrechen
  - Verstopfung
  - Muskelschwäche
  - Verwirrung oder Demenz
- Behandlung :
  - Intravenöse Hydratation

- Diuretika
- Medikamente (wie Bisphosphonate)

4. Hypokalzämie (niedriger Kalziumspiegel)
  - Ursachen :
    - Hypoparathyreoidismus
    - Chronische Niereninsuffizienz
    - Geringe Aufnahme von Vitamin D
    - Pankreatitis
  - Symptome :
    - Tetanie (unwillkürliche Muskelkontraktionen)
    - Taubheit und Kribbeln um den Mund oder in den Extremitäten
    - Muskelkrämpfe
    - Krämpfe
  - Behandlung :
    - Kalzium- und Vitamin-D-Ergänzung
    - Die zugrunde liegende Ursache behandeln

Elektrolytungleichgewichte können schwerwiegende Auswirkungen auf viele Körpersysteme haben, insbesondere auf das Herz, die Muskeln und das Nervensystem. Ihr Management erfordert eine sorgfältige Beurteilung und Überwachung sowie gezielte Maßnahmen zur Wiederherstellung des Gleichgewichts. Die Nieren spielen bei dieser Regulierung eine entscheidende Rolle, weshalb eine solide Nephrologie zur Behandlung und Vorbeugung solcher Ungleichgewichte wichtig ist.

Umgang mit Infektionen.

Das Infektionsmanagement ist ein entscheidender Aspekt in der Nephrologie, insbesondere weil Patienten mit Nierenerkrankungen häufig immunsupprimiert sind, entweder aufgrund ihrer Grunderkrankung oder aufgrund der Behandlungen, die sie erhalten, vor allem der Dialyse.

Außerdem können die in der Nephrologie verwendeten Geräte, wie z. B. Katheter, Eintrittspforten für Infektionen einführen. Der Umgang mit Infektionen in der Nephrologie erfordert einen umfassenden Ansatz, der Prävention, Diagnose, Behandlung und Überwachung umfasst.

1. Vermeidung von Infektionen
- **Händehygiene**: Dies ist die einfachste und wirksamste Maßnahme zur Vermeidung von Infektionen.
- **Sterile Katheterpflege**: Stellen Sie sicher, dass jeder Katheter unter sterilen Bedingungen eingeführt, gepflegt und entfernt wird.
- **Impfung**: Impfungen gegen Grippe, Lungenentzündung und andere relevante Infektionen sollten empfohlen werden.
- **Aufklärung der Patienten** : Die Patienten sollten darin geschult werden, die Anzeichen einer Infektion zu erkennen und eine angemessene Pflege zu Hause durchzuführen, insbesondere wenn sie sich einer Peritonealdialyse unterziehen.

2. Identifikation und Diagnose
- **Symptome, auf die Sie achten sollten**: Fieber, Schüttelfrost, Rötung oder Empfindlichkeit im Bereich einer Katheterstelle, trüber oder übel riechender Urin oder andere Anzeichen einer Infektion.
- **Diagnostische Tests**: Kulturen aus Blut, Urin oder jeglicher Peritonealflüssigkeit, um den Erreger zu identifizieren. Auch bildgebende Tests können hilfreich sein.

3. Behandlung
- **Antibiotika**: Die Wahl des Antibiotikums hängt vom identifizierten Erreger und seiner Empfindlichkeit ab. In einigen Fällen kann mit einer empirischen

Behandlung begonnen werden, bis die Ergebnisse der Kulturen vorliegen.

- **Katheterpflege**: Bei Infektionen, die mit einem Katheter zusammenhängen, muss dieser möglicherweise entfernt, ersetzt oder speziell behandelt werden.
- **Behandlung von Komplikationen** : Infektionen können manchmal zu Komplikationen wie Sepsis führen, die eine intensive Behandlung erfordern.

4. Überwachung

- **Regelmäßige Nachsorge**: Die Patienten sollten regelmäßig überwacht werden, um sicherzustellen, dass die Infektion abgeklungen ist, und um mögliche Rückfälle zu erkennen.
- **Überwachung von Resistenzen**: Im Krankenhauskontext ist die Überwachung von antibiotikaresistenten Stämmen von entscheidender Bedeutung, um zukünftige Therapien zu steuern.

Das Infektionsmanagement in der Nephrologie ist eine ständige Herausforderung, die Wachsamkeit, Schulung und Zusammenarbeit der Angehörigen der Gesundheitsberufe erfordert. Es geht sowohl um Prävention als auch um eine schnelle und wirksame Behandlung, wenn Infektionen auftreten. Ein proaktiver Ansatz kann erheblich dazu beitragen, die Ergebnisse für die Patienten in der Nephrologie zu verbessern und die Belastung durch nosokomiale Infektionen zu verringern.

Kapitel 5:
DIE BEZIEHUNG ZUM PATIENTEN

Effektive Kommunikation
mit dem Patienten und der Familie.

Kommunikation ist ein wesentlicher Pfeiler in der Gesundheitsfürsorge. In der Nephrologie, wo Patienten mit komplexen Diagnosen, langwierigen Behandlungen und wichtigen medizinischen Entscheidungen konfrontiert werden können, ist eine klare, mitfühlende und effektive Kommunikation von entscheidender Bedeutung. Sie umfasst nicht nur den Patienten, sondern auch seine Familie und Angehörigen, die oft eine entscheidende Rolle bei der Unterstützung und Betreuung spielen.

1. Aktives Zuhören
   - **Gefühle willkommen heißen** : Erkennen und bestätigen Sie die Gefühle des Patienten und seiner Familie. Ihnen versichern, dass ihre Sorgen gehört und berücksichtigt werden.
   - **Stellen Sie offene Fragen** : Dadurch erhält man ein umfassendes Bild von der Situation, den Sorgen und Bedürfnissen des Patienten.
   - **Unterbrechungen vermeiden** : Lassen Sie den Patienten und die Familie ihre Gedanken vollständig ausdrücken, ohne dass sie unterbrochen werden.

2. Klare und zugängliche Informationen
   - **Einfache Sprache**: Vermeiden Sie medizinischen Jargon und erklären Sie komplexe Begriffe auf verständliche Weise.
   - **Stellen Sie schriftliche Ressourcen zur Verfügung**: Broschüren, Videos oder Websites können für

Patienten und Familien hilfreich sein, wenn sie ihr Wissen erweitern möchten.

- **Informationen wiederholen**: Dadurch wird sichergestellt, dass der Patient und die Familie die wichtigen Details verstanden und behalten haben.

3. Einfühlsame Kommunikation
- **Validierung**: Erkennen Sie den Wert der Gefühle und Erfahrungen des Patienten und seiner Familie.
- **Empathie**: Sich in die Lage des Patienten versetzen, um seine Ängste, Hoffnungen und Bedürfnisse zu verstehen.
- **Trost**: Bietet emotionale Unterstützung, vor allem bei der Bekanntgabe schwieriger Diagnosen oder bei Diskussionen über wichtige medizinische Entscheidungen.

4. Zusammenarbeit und gemeinsame Entscheidungsfindung
- **Den Patienten einbeziehen**: Betrachten Sie den Patienten als Partner bei der medizinischen Entscheidungsfindung.
- **Optionen erkunden** : Diskutieren Sie die Vor- und Nachteile sowie die möglichen Alternativen für jede therapeutische Entscheidung.
- **Werte und Vorlieben respektieren**: Berücksichtigen Sie bei der Entscheidungsfindung kulturelle, religiöse oder persönliche Überzeugungen.

5. Umgang mit schwierigen Situationen
- **Spannungen entschärfen**: Wenn ein Patient oder ein Familienmitglied wütend oder frustriert ist, gehen Sie ruhig und nicht defensiv vor.
- **Unterstützung** anfordern: Ziehen Sie ggf. Kollegen, Sozialarbeiter oder Psychologen hinzu.
- **Klare Grenzen setzen**: In Situationen, in denen der Patient oder die Familie schwierig oder unkooperativ

ist, ist es wichtig, Grenzen zu setzen und dabei respektvoll zu bleiben.

6. Vertraulichkeit

- **Informationen schützen** : Stellen Sie sicher, dass die medizinischen Informationen des Patient vertraulich behandelt werden und geben Sie sie nur mit seiner Zustimmung weiter.
- **Diskussion in privater Umgebung:** Vermeiden Sie es, sensible medizinische Details an öffentlichen oder offenen Orten zu diskutieren.

Effektive Kommunikation ist weit mehr als nur der Austausch von Informationen. Sie ist eine Kunst, die Sensibilität, Geduld, Klarheit und Einfühlungsvermögen erfordert. In der Nephrologie, wo die Patienten oft vor großen Herausforderungen stehen, kann eine solide Kommunikation den Unterschied zwischen Verwirrung und Klarheit, Isolation und Unterstützung, Angst und Vertrauen ausmachen.

Die Bedeutung der Patientenaufklärung.

Die Patientenschulung in der Nephrologie ist ein grundlegender Aspekt, der die klinischen Ergebnisse, die Lebensqualität und den Grad der Therapietreue direkt beeinflusst. Patienten mit Nierenerkrankungen sind mit einer Vielzahl medizinischer Herausforderungen konfrontiert und müssen häufig komplexe Entscheidungen über ihre Gesundheit treffen. Durch eine angemessene Aufklärung können sie nicht nur ihre Krankheit besser verstehen, sondern auch zu aktiven und aufgeklärten Akteuren ihrer Behandlung werden.

1. Autonomie und Ermächtigung
   - **Selbstfürsorge**: Gebildete Patienten sind besser in der Lage, mit ihrem Zustand umzugehen, sei es in Bezug auf die Ernährung, den Umgang mit Medikamenten oder die routinemäßige Pflege.
   - **Informierte Entscheidungsfindung**: Wenn Patienten die Hintergründe ihrer Krankheit verstehen, sind sie besser in der Lage, informierte Entscheidungen über ihre Behandlung zu treffen, sei es Dialyse, Transplantation oder andere Eingriffe.

2. Bessere Einhaltung der Behandlung
   - **Verständnis von Medikamenten** : Zu wissen, warum und wie man seine Medikamente einnimmt, ist entscheidend, um Komplikationen zu vermeiden und die Wirksamkeit der Behandlung zu maximieren.
   - **Erkennen von Symptomen**: Wenn Patienten die gängigen Anzeichen und Symptome von Komplikationen oder einer Verschlechterung ihres Zustands kennen, können sie bei Bedarf schneller eingreifen oder Hilfe anfordern.

3. Reduzierung von Komplikationen und Krankenhausaufenthalten
   - **Fehler vermeiden**: Ein besseres Verständnis der verschriebenen Behandlungen und Diäten kann dazu beitragen, Fehler zu vermeiden, z. B. eine Überdosierung von Medikamenten oder eine falsche Wahl der Nahrungsmittel.
   - **Früherkennung**: Gebildete Patienten können Warnsignale für schwere Komplikationen frühzeitig erkennen, was zu einer schnelleren Intervention führen und möglicherweise Leben retten kann.

4. Verbesserte Lebensqualität
   - **Weniger Angst**: Wenn Sie Ihre Krankheit und Behandlung verstehen, kann dies Angst und

Ungewissheit verringern, Faktoren, die häufig mit Angst verbunden sind.

- **Soziale Unterstützung**: Patienten, die gut informiert sind, können ihre Bedürfnisse und Sorgen besser an ihre Angehörigen weitergeben und so Unterstützungsnetzwerke stärken.

5. Gesundheitsförderung und Prävention
- **Einen gesunden Lebensstil pflegen**: Mit den richtigen Informationen können Patienten fundierte Entscheidungen über ihre Ernährung, körperliche Aktivität und andere Lebensgewohnheiten treffen, die sich direkt auf ihre Nierengesundheit auswirken.
- **Impfungen und Infektionsprävention** : Bei der Aufklärung kann die Bedeutung regelmäßiger Impfungen und Maßnahmen zur Infektionsprävention hervorgehoben werden, die für nephrologische Patienten von entscheidender Bedeutung sind.

Die Patientenschulung in der Nephrologie ist ein Eckpfeiler einer ganzheitlichen und patientenzentrierten Behandlung. Sie ist ein dynamischer Prozess, der regelmäßige Anpassungen erfordert, wenn sich der Zustand des Patienten ändert oder neue Informationen verfügbar werden. Durch Investitionen in die Patientenschulung können Angehörige der Gesundheitsberufe darauf hoffen, nicht nur die klinischen Ergebnisse zu verbessern, sondern auch die Lebensqualität ihrer Patienten zu bereichern und ihnen das nötige Rüstzeug an die Hand zu geben, um sich selbstbewusst durch die komplexe Landschaft der Nephrologie zu bewegen.

Umgang mit Ängsten
und Stress des Patienten.

Der Umgang mit Angst und Stress ist ein kritischer Aspekt bei der Betreuung von Patienten in der Nephrologie. Angesichts der oft schwerwiegenden Diagnosen, invasiven Behandlungen und der Ungewissheit über die Zukunft können diese Patienten ein hohes Maß an psychischer Belastung erleben. Eine angemessene Behandlung dieser Notlage ist nicht nur für das psychische Wohlbefinden des Patienten von entscheidender Bedeutung, sondern wirkt sich auch positiv auf die klinischen Ergebnisse und die Therapietreue aus.

1. Anerkennung und Bewertung
   - **Regelmäßiges Screening**: Die frühzeitige Erkennung von Anzeichen von Angst und Stress ermöglicht eine schnellere Intervention. Validierte Bewertungsinstrumente können verwendet werden, um den psychologischen Zustand des Patienten regelmäßig zu beurteilen.
   - **Offene Diskussion**: Die Förderung einer Umgebung, in der sich der Patient wohlfühlt, um seine Sorgen und Gefühle mitzuteilen, ist von entscheidender Bedeutung.

2. Techniken der Intervention
   - **Kognitive Verhaltenstherapie (KVT)**: Dieser Ansatz konzentriert sich auf die Identifizierung und Umstrukturierung von negativen Gedanken und Verhaltensmustern. Sie hat sich bei der Bewältigung von Angst und Stress als wirksam erwiesen.
   - **Entspannung und Meditation**: Die regelmäßige Anwendung von Tiefenentspannungstechniken wie tiefes Atmen, Meditation und Visualisierung kann helfen, den Stresspegel zu senken.

3. Pharmakologische Unterstützung
- **Angstlösende Medikamente**: Bei manchen Patienten können Medikamente erforderlich sein, um die Angst zu bewältigen, insbesondere wenn sie schwer oder anhaltend ist. Es ist jedoch entscheidend, auf Wechselwirkungen mit anderen Medikamenten zu achten, insbesondere bei Nierenpatienten.
- **Psychiatrische Beratung**: In schweren oder komplexen Fällen kann eine Fachberatung erforderlich sein.

4. Emotionale und soziale Unterstützung
- **Selbsthilfegruppen**: Der Erfahrungsaustausch mit anderen Patienten, die sich in ähnlichen Situationen befinden, kann eine beruhigende Perspektive bieten.
- **Familienberatung**: Die Nierenerkrankung betrifft die ganze Familie. Familienunterstützung und Beratung können helfen, den kollektiven Stress zu bewältigen.

5. Bildung und Information
- **Ungewissheit verringern**: Eine der Hauptquellen von Angst ist Ungewissheit. Die Bereitstellung klarer und verständlicher Informationen über die Krankheit, die Behandlung und die Erwartungen kann dieses Gefühl mindern.
- **Workshops und Seminare**: Die Organisation von Bildungsveranstaltungen zum Thema Stress- und Angstbewältigung kann Patienten mit den nötigen Werkzeugen ausstatten, um mit ihrem Zustand umzugehen.

6. Körperliche Aktivitäten und Freizeit
- **Regelmäßige Bewegung**: Körperliche Aktivität hat nachweislich positive Auswirkungen auf den Abbau von Stress und Angstzuständen.

- **Therapeutische Freizeitgestaltung**: Patienten zu ermutigen, Aktivitäten nachzugehen, die sie mögen, wie Musik, Kunst oder Lesen, kann eine willkommene Flucht und Ablenkung bieten.

Der Umgang mit Angst und Stress bei nephrologischen Patienten ist ein entscheidender Bestandteil ihrer Gesamtbehandlung. Das Erkennen und Behandeln dieser Emotionen ist nicht nur eine Frage des Komforts oder des emotionalen Wohlbefindens, sondern kann sich auch direkt auf die Therapietreue, die Lebensqualität und die klinischen Ergebnisse auswirken. Indem wir eine solide psychologische Betreuung in den Behandlungsplan eines jeden Patienten integrieren, stellen wir sicher, dass nicht nur seine physiologischen, sondern auch seine emotionalen und psychologischen Bedürfnisse erfüllt werden.

Kapitel 6:
DAS WOHLBEFINDEN DES KRANKENPFLEGERS/DER KRANKENPFLEGERIN

Emotionale und psychologische Herausforderungen.

Die Reise eines Patienten in der Nephrologie ist mit emotionalen und psychologischen Herausforderungen gespickt. Von der Bekanntgabe der Diagnose bis zum täglichen Umgang mit der Krankheit ist die psychologische Dimension ein zentraler Pfeiler der Patientenerfahrung. Sie zu verstehen und zu antizipieren ermöglicht es dem Pflegepersonal, eine ganzheitliche Pflege anzubieten, bei der das seelische Wohlbefinden ebenso im Vordergrund steht wie die körperliche Gesundheit.

1. Die Bekanntgabe der Diagnose
   - **Schock und Verleugnung**: Die Ankündigung einer chronischen Nierenerkrankung wird oft als Umbruch erlebt, was zu anfänglicher Verleugnung oder sogar Unverständnis führen kann.
   - **Angst vor der Zukunft** : Die Diagnose geht mit Unsicherheiten in Bezug auf die Zukunft, den Krankheitsverlauf und die künftige Lebensqualität einher.

2. Veränderung des Körperbildes
   - **Körperliche Veränderungen**: Dialyse, Katheter und andere Eingriffe können das körperliche Erscheinungsbild verändern und so die Selbstwahrnehmung beeinflussen.

- **Selbstwertgefühl**: Diätetische Einschränkungen, Müdigkeit oder andere Symptome können zu Gefühlen der Minderwertigkeit oder des Andersseins führen.

3. Druck der täglichen Behandlung
   - **Zwänge der Dialyse**: Die regelmäßigen Dialysesitzungen können als Zwang empfunden werden, der in die Freiheit und Spontaneität eingreift.
   - **Umgang mit Medikamenten** : Die regelmäßige Einnahme und Anpassung von Medikamenten kann zu Stress und Angstzuständen führen.

4. Angst vor Komplikationen
   - **Antizipation von Krisen**: Die Angst vor plötzlichen Komplikationen oder gesundheitlichen Beeinträchtigungen kann allgegenwärtig sein.
   - **Angst vor Abhängigkeit**: Die Angst, von Angehörigen oder dem medizinischen System abhängig zu werden, ist ein verbreitetes Gefühl.

5. Soziale Auswirkungen
   - **Isolation** : Die Einschränkungen der Behandlung können soziale Interaktionen reduzieren, was zu einem Gefühl der Isolation oder Einsamkeit führt.
   - **Rolle in der Familie**: Der Rollenwechsel innerhalb der Familie, manchmal vom Versorger zum Abhängigen, kann schwer zu akzeptieren sein.

6. Finanzielle Sorgen
   - **Behandlungskosten**: Selbst bei einer guten Krankenversicherung können die mit der Behandlung der Krankheit verbundenen Kosten eine Belastung darstellen.
   - **Berufliche Beeinträchtigung**: Die Krankheit kann zu Fehlzeiten oder beruflichen Veränderungen mit finanziellen Auswirkungen führen.

7. Probleme im Zusammenhang mit der Transplantation
- **Warten**: Das Warten auf eine Organspende ist eine Zeit, die mit Angst, Hoffnung und Ungewissheit behaftet ist.
- **Anpassung nach der Transplantation**: Auch nach einer erfolgreichen Transplantation gibt es eine Phase der Anpassung mit neuen medizinischen Routinen.

8. Antizipation des Lebensendes
- **Existenzielle Fragen**: Die Konfrontation mit der Sterblichkeit kann zu tiefgreifenden Überlegungen über den Sinn des Lebens, Spiritualität oder Religion führen.
- **Planung**: Die Notwendigkeit, an eine vorausschauende Pflegeplanung oder eine Patientenverfügung zu denken, kann Ängste auslösen.

Der Weg eines Patienten in der Nephrologie ist nicht nur von körperlichen Herausforderungen geprägt, sondern auch von Emotionen, Fragen und psychologischen Herausforderungen. Diese Aspekte verdienen ebenso viel Aufmerksamkeit wie die medizinische Behandlung. Diese emotionalen Herausforderungen zu erkennen, zu verstehen und zu begleiten, ist der Schlüssel zu einer wahrhaft patientenzentrierten Behandlung, bei der Menschlichkeit und Medizin Hand in Hand gehen.

Die Bedeutung der Selbstfürsorge.

Die Selbstpflege, ein Konzept, das die individuellen Aktivitäten zur Pflege der eigenen körperlichen, geistigen und emotionalen Gesundheit umfasst, ist von größter Bedeutung, insbesondere im Kontext der Nephrologie. Sowohl für den Krankenpfleger als auch für den Patienten ist Selbstfürsorge mehr als nur eine Reihe von Praktiken:

Es ist eine Philosophie, die die Integrität des Patienten bewahrt, seine Resilienz gegenüber Herausforderungen stärkt und seine allgemeine Lebensqualität verbessert.

1. Selbstpflege für Krankenpfleger/innen
- **Burnout-Prävention**: Das oft hektische Tempo in der Nephrologie mit ihren Notfällen und kritischen Einsätzen kann schnell zu Erschöpfung führen. Regelmäßige Momente der Selbstfürsorge können dazu beitragen, dies zu verhindern.
- **Aufrechterhaltung der emotionalen Kompetenz**: Der Umgang mit Emotionen, sowohl mit den eigenen als auch mit denen der Patienten, ist von grundlegender Bedeutung. Selbsthilfepraktiken wie Meditation oder Reflexion helfen, eine bessere emotionale Regulierung zu entwickeln.
- **Perspektive und Gleichgewicht**: Wenn sich Krankenpfleger/innen Zeit für sich selbst gönnen, können sie die Herausforderungen des Alltags in Perspektive setzen, ihre Motivation erneuern und ein Gleichgewicht zwischen Berufs- und Privatleben aufrechterhalten.

2. Selbstfürsorge für den Patienten
- **Empowerment** : Selbsthilfe ermöglicht es dem Patienten, die Kontrolle über sein Leben zurückzugewinnen und sich nicht nur vom medizinischen System abhängig zu fühlen. Er wird zum Akteur seiner Gesundheit.
- **Symptommanagement**: Bestimmte Selbsthilfepraktiken, wie z. B. eine angepasste Ernährung oder Entspannungsübungen, können zu einer Verringerung der Symptome oder sogar zu einem besseren Schmerzmanagement beitragen.
- **Verbesserung der Lebensqualität**: Indem der Patient regelmäßig Aktivitäten einbindet, die ihm Spaß

machen, kann er seinen Alltag bereichern, Stress abbauen und sein allgemeines Wohlbefinden steigern.

3. Wie man Selbstfürsorge integriert
- **Aufklärung und Sensibilisierung**: Es ist äußerst wichtig, über die Bedeutung und die Vorteile der Selbstpflege zu informieren. Dazu können Workshops, Seminare oder Informationsmaterial angeboten werden.
- **Erstellung eines Selbstpflegeplans**: Jeder, ob Pfleger oder Patient, sollte einen Selbstpflegeplan erstellen, der auf seine Bedürfnisse und seinen Lebensrhythmus abgestimmt ist.
- **Einbeziehung in den Pflegeplan**: Für Patienten kann die Selbstpflege in den gesamten Pflegeplan integriert werden, wodurch sichergestellt wird, dass sie genauso berücksichtigt wird wie andere medizinische Maßnahmen.

4. Die verschiedenen Facetten der Selbstfürsorge
- **Körperlich**: Dazu gehören körperliche Aktivität, eine ausgewogene Ernährung, ausreichend Schlaf oder auch die regelmäßige Einnahme von Medikamenten.
- **Emotional**: Es geht darum, Emotionen zu erkennen, auszudrücken und mit ihnen umzugehen. Dies kann durch Journaling, Therapie, Entspannung oder Meditation geschehen.
- **Mental**: Aktivitäten, die den Geist anregen, wie Lesen, Spielen oder neues Lernen, tragen zu einer mentalen Selbstfürsorge bei.
- **Spirituell**: Für manche Menschen ist Spiritualität, ob religiös oder nicht, eine Quelle der Beruhigung und Sinnstiftung. Dazu können Gebete, Meditation oder die Verbindung zur Natur gehören.

In der weiten Landschaft der Nephrologie, in der es von klinischen und emotionalen Herausforderungen nur so wimmelt, taucht die Selbstfürsorge wie ein Leuchtturm auf, der sowohl Pfleger als auch Patienten zu einem neuen Gleichgewicht und Wohlbefinden führt. Es geht nicht nur um eine Reihe von Maßnahmen, sondern um eine Kultur des Wohlwollens gegenüber sich selbst, die wir annehmen und fördern sollten. Um die Stürme der Nierenerkrankung und der klinischen Verantwortung zu überstehen, ist diese Praxis der Selbstfürsorge kein Luxus, sondern eine zwingende Notwendigkeit.

Ein Gleichgewicht finden zwischen Berufs- und Privatleben.

Die Balance zwischen Berufs- und Privatleben zu finden, ist ein schwieriger Tanz, den viele Berufsgruppen, darunter auch Krankenpfleger in der Nephrologie, zu meistern versuchen. Im unaufhörlichen Ballett der Uhrzeiger versuchen diese Angehörigen der Gesundheitsberufe, zwischen der lebensnotwendigen Pflege ihrer Patienten und ihren eigenen menschlichen Bedürfnissen nach Privatsphäre, Ruhe und Freizeit zu jonglieren.

Stellen Sie sich das pulsierende Herz eines Krankenhauses vor, in dem jedes Ticken der Uhr ein Leben, eine Geschichte und eine Verantwortung bedeutet. Krankenpfleger in der Nephrologie tauchen täglich in diesen Mahlstrom ein und spenden nierenkranken Patienten Trost und Pflege. Diese Momente sind oft von starken Emotionen geprägt, die von der Freude über eine erfolgreiche Nierentransplantation bis hin zur Melancholie über eine schwierige Dialyse reichen. Wie kann man in dieser Hektik Zeit zum Atmen, zum Leben, zum Lieben und zum Selbstsein finden?

Zunächst einmal ist es zwingend erforderlich, den Wert des Gleichgewichts zu erkennen. Ein Krankenpfleger, der sowohl emotional als auch physisch erschöpft ist, kann nur schwerlich optimale Pflege leisten. Wie der Sauerstoff in einem Flugzeug in Not, muss man zuerst sich selbst retten, um andere retten zu können.

Krankenpfleger, wie so viele andere, müssen sich daher heilige Momente reservieren, diese Zeitblasen, in denen man sich vom Beruflichen abkoppelt, um sich im Persönlichen zu verankern. Das kann ein Abend sein, an dem man ein Buch liest, ein Wochenende auf dem Land oder einfach ein paar Stunden, die man sich für einen Spaziergang stiehlt.

Doch das Gleichgewicht findet sich nicht nur in großen Gesten. Es ist auch in den kleinen Routinen des Alltags eingebettet. Vielleicht ist es die Zeit, vor Dienstbeginn einen Kaffee zu genießen oder zwischen zwei Patienten ein paar Minuten für eine Meditation zu finden. Diese Momente, so kurz sie auch sein mögen, können einen dringend benötigten Sauerstoffschub bieten.

Der Schlüssel liegt auch in der Kommunikation. Kollegen, Freunde und Familie können eine unschätzbare Unterstützung bieten. Sie können den Krankenpfleger daran erinnern, wie wichtig es ist, auf sich selbst aufzupassen, sie können ihm eine Schulter zum Anlehnen bieten oder einfach nur zuhören.

Dieses Gleichgewicht zu finden ist eine Reise, kein Ziel. Jeder Tag bietet eine Reihe von Herausforderungen und Belohnungen. Bei dieser Suche ist es jedoch entscheidend, sich daran zu erinnern, dass man, um der Beste in seinem Beruf zu sein, auch der Beste für sich selbst sein muss. So können Krankenpfleger in der Nephrologie, indem sie zwischen beruflicher Verantwortung und persönlichen Freuden tanzen, nicht nur das Leben ihrer Patienten erhellen, sondern auch ihr eigenes.

Kapitel 7:
ERFAHRUNGSBERICHTE UND FALLBEISPIELE

Mustertage: Erfahrungsberichte von erfahrenen Krankenpflegern.

Es wird oft gesagt, dass man den Alltag eines Menschen am besten versteht, wenn man in seinen Schuhen läuft, auch wenn es nur für einen Tag ist. Die Nephrologie mit ihren Komplexitäten und Nuancen ist da keine Ausnahme. Wie könnte man dieses Bild besser zeichnen als durch die Berichte derjenigen, die an vorderster Front stehen? Hier sind einige Berichte von erfahrenen Krankenpflegern, die ihren typischen Tagesablauf in der Nephrologie beschreiben.

1. Clara, 7 Jahre Erfahrung in der Hämodialyse
"Ich beginne meinen Tag um 6.30 Uhr. Nach einer kurzen Durchsicht der Akten vergewissere ich mich, dass alle Maschinen bereitstehen. Wenn die Patienten eintreffen, zählt jede Minute. Einige sind verängstigt, andere müde. Meine Aufgabe ist es, ihnen die Sorgen zu nehmen und gleichzeitig dafür zu sorgen, dass sie während der Dialyse sicher sind. Es gibt immer Komplikationen, mit denen man umgehen muss, sei es ein niedriger Blutdruck oder ein Maschinenalarm. Aber trotz des Drucks kommt nichts an die Befriedigung heran, wenn ein Patient das Zentrum mit einem Lächeln verlässt".

2. Jérôme, 10 Jahre Erfahrung auf einer nephrologischen Intensivstation
"Mein Dienst ist unberechenbar. Ich kann den Tag ruhig beginnen und dann ändert sich alles im Nu mit einem

Notfall. Die Fälle sind oft komplex. Es gibt Momente intensiver Konzentration, wie bei der Installation eines Katheters, aber auch Momente tiefer Menschlichkeit, wenn ich die Hand eines ängstlichen Patienten halte. Die Teamarbeit ist hier entscheidend. Wir sind die Augen und Ohren des anderen".

3. Isabelle, 12 Jahre Erfahrung in der therapeutischen Bildung
"Mein Tag ist eine Mischung aus Unterrichten und Zuhören. Ich informiere die Patienten über ihre Krankheiten, Behandlungen und Diäten. Aber meistens höre ich einfach nur zu. Die Diagnose ist für viele ein Schock. Was sind meine Lieblingsmomente? Wenn ein Patient Monate später besser informiert und zuversichtlicher zurückkommt und mir dafür dankt, dass ich ihm geholfen habe, durch diesen Sturm zu navigieren."

4. Lea, 9 Jahre Erfahrung mit Nierentransplantationen
"Jede Transplantation ist ein Wettlauf gegen die Zeit. Der Tag beginnt oft früh mit der Bekanntgabe eines passenden Spenders. Jeder Schritt ist entscheidend, von der Vorbereitung des Patienten bis zur Überwachung nach der Operation. Die Müdigkeit ist echt, aber wenn ein Patient mir sagt, dass er sich dank seiner neuen Niere wieder lebendig fühlt, ist alles die Mühe wert."

Diese Berichte sind zwar unterschiedlich, haben aber einen gemeinsamen roten Faden: die Leidenschaft für den Beruf, die Bedeutung der menschlichen Beziehung und den Wunsch, etwas zu bewirken. Für diese Krankenpfleger ist jeder Tag eine Herausforderung und eine Chance zugleich. Sie sind die stillen Helden der Nephrologie, die an jeder Ecke Kompetenz, Mitgefühl und Hingabe mitbringen.

Lektionen aus komplexen Fällen.

Die Nephrologie bietet eine Vielzahl von klinischen Situationen, die von einfachen Routinefällen bis hin zu außergewöhnlichen und komplexen Fällen reichen. Diese liefern mit ihren einzigartigen Herausforderungen oft unschätzbare Lektionen, nicht nur im klinischen Bereich, sondern auch in Bezug auf Kommunikation, Einfühlungsvermögen und Ethik. Im Folgenden finden Sie einige Lektionen aus komplexen Fällen, die die Karriere mehrerer nephrologischer Fachkräfte geprägt haben.

1. Kommunikation geht über Worte hinaus
Fall: Ein taubstummer Patient erschien regelmäßig zu seinen Dialysebehandlungen. Die Kommunikation war anfangs schwierig, was zu Stress und Missverständnissen führte.
Lektion: Die Teams mussten neue Fähigkeiten in der nonverbalen Kommunikation entwickeln, Technologie einsetzen und kreativ sein. Die Situation erinnerte alle an die Bedeutung der adaptiven Kommunikation und an das Wesen der Empathie.

2. Jeder Patient ist einzigartig, ebenso wie seine Behandlung
Fall: Eine Patientin hatte schwere allergische Reaktionen auf gängige Dialysemedikamente, die den Dialyseprozess für sie gefährlich machten.
Lektion: Die Standardprotokolle mussten angepasst werden, um den Bedürfnissen dieser Patientin gerecht zu werden. Dies unterstrich die Notwendigkeit eines individuellen Pflegeansatzes und die Flexibilität, die in atypischen Situationen erforderlich ist.

3. Ethik im Zentrum der Entscheidungsfindung
Fall: Ein Patient mit Nierenerkrankung im Endstadium und strengen religiösen Überzeugungen lehnte eine mögliche

Transplantation ab. Das medizinische Team war hin- und hergerissen zwischen dem Respekt vor seinen Entscheidungen und dem Wunsch, ihm die bestmögliche Lebensqualität zu bieten.

Lektion: Die Achtung der Autonomie des Patienten ist von größter Bedeutung, auch wenn dies den persönlichen Überzeugungen der Pflegekraft zuwiderläuft. Die ethische Entscheidungsfindung erfordert eine offene Diskussion, die Beteiligung des Patienten und manchmal die Unterstützung eines Ethikkomitees.

4. Resilienz angesichts des Unerwarteten

Fall: Aufgrund eines größeren Stromausfalls in einer Dialyseeinrichtung konnten viele Patienten ihre Behandlung nicht erhalten, was ihr Leben in Gefahr brachte.

Lektion: Anpassungsfähigkeit und schnelle Reaktionen sind von entscheidender Bedeutung. Die Teams mussten Transporte in andere Zentren organisieren, Fälle neu priorisieren und effektiv mit den Patienten und Familien kommunizieren. Dies unterstrich die Bedeutung der Notfallvorsorge und des Teamzusammenhalts.

5. Technologie ist ein Werkzeug, keine Lösung

Fall: Ein Patient nutzte ein telemedizinisches Gerät für seine Dialysebehandlungen zu Hause. Obwohl technisch alles funktionierte, fühlte sich der Patient isoliert und ängstlich.

Lektion: Die Technologie kann die Effizienz der Pflege verbessern, aber sie kann den menschlichen Kontakt nicht ersetzen. Eine regelmäßige Nachsorge, das Verständnis für die emotionalen Bedürfnisse der Patienten und eine ganzheitliche Unterstützung sind von entscheidender Bedeutung.

Diese und viele andere Fälle veranschaulichen den Reichtum und die Komplexität der Nephrologie. Sie erinnern daran, dass, obwohl jede Situation einzigartig ist, die daraus gezogenen Lehren eine universelle Bedeutung haben, die klinische Praxis bereichern und die Verbindung zwischen Behandler und Behandeltem stärken.

Inspirationen und Motivationen um auf diesem Weg fortzufahren.

Krankenpfleger/innen in der Nephrologie können, wie viele andere Angehörige des Gesundheitswesens auch, angesichts der täglichen Herausforderungen manchmal Müdigkeit, Erschöpfung oder sogar Verzweiflung empfinden. Dennoch gibt es immer wieder Dinge, die sie dazu bringen, durchzuhalten, engagiert zu bleiben und weiterhin eine qualitativ hochwertige Versorgung zu bieten. Hier sind einige Inspirations- und Motivationsquellen, die diese engagierten Fachkräfte ermutigen, auf diesem Weg weiterzumachen:

1. Therapeutische Erfolge
Für einen Krankenpfleger in der Nephrologie gibt es nichts Befriedigenderes, als zu sehen, wie ein Patient nach einer erfolgreichen Transplantation aufblüht, oder eine spürbare Verbesserung der Lebensqualität durch eine wirksame Dialyse festzustellen. Diese medizinischen Erfolge erinnern an die direkte Wirkung ihrer Arbeit.

2. Die Beziehung zwischen Patient und Pfleger
Im Laufe der Zeit entwickeln Krankenpfleger/innen starke Bindungen zu ihren Patienten. Diese Beziehungen, die auf Vertrauen und Mitgefühl aufgebaut sind, werden oft zu einer Quelle der Inspiration. Zu sehen, wie ein Patient Hindernisse überwindet, zum Teil dank der Hilfe und Unterstützung des Krankenpflegers, stärkt das Pflichtgefühl.

3. Ständiges Lernen
Die Medizin entwickelt sich ständig weiter, und die Nephrologie ist da keine Ausnahme. Neue Forschungen, Techniken und Technologien bieten Möglichkeiten zum Lernen und zur Innovation. Dieses ständige Streben nach Wissen erneuert die Leidenschaft vieler Fachleute.

4. Die Auswirkungen auf die Gemeinschaft
Krankenpfleger sind nicht nur auf individueller Ebene tätig, sondern ihre Arbeit hat Auswirkungen auf die gesamte Gemeinschaft. Durch die Aufklärung von Patienten und die Förderung des Bewusstseins für die Nierengesundheit spielen sie eine wichtige Rolle bei der Prävention und Behandlung von Nierenerkrankungen auf Gemeindeebene.

5. Unterstützung durch Gleichaltrige
Die Arbeit in einem multidisziplinären Team bietet die Möglichkeit, sich gegenseitig zu unterstützen, Erfahrungen und Herausforderungen zu teilen. Zu wissen, dass sie nicht allein sind, dass ihre Kollegen die gleichen Schwierigkeiten und Erfolge teilen, ist eine unbestreitbare Motivationsquelle.

6. Inspirierende Geschichten
Jeder Patient hat eine Geschichte, und manchmal ist es diese Geschichte, die am meisten inspiriert. Ob es sich um eine Person handelt, die enorme Hindernisse überwunden hat, um mithilfe der Dialyse ein normales Leben zu führen, oder um einen Organspender, der jemandem eine zweite Chance gegeben hat - diese Geschichten verstärken den tieferen Sinn ihrer Berufung.

7. Persönliches Engagement
Viele Krankenpfleger/innen erinnern sich daran, warum sie diesen Beruf gewählt haben. Für einige ist es eine persönliche Berufung, die aus einer persönlichen oder familiären Erfahrung im Zusammenhang mit einer Nierenerkrankung entstanden ist. Für andere ist es eine

Leidenschaft für die Pflege, die Wissenschaft und die Menschlichkeit. Sich wieder mit dieser ursprünglichen Inspirationsquelle zu verbinden, kann die Flamme neu entfachen.

Der Weg zum/zur Krankenpfleger/in in der Nephrologie ist nicht frei von Herausforderungen, aber es sind gerade diese Herausforderungen, die den Beruf so bereichernd machen. Indem sie sich ständig daran erinnern, was sie antreibt, finden diese Fachkräfte die Kraft und die Inspiration, um weiterzumachen und weiterhin einen Unterschied zu machen.

Kapitel 8:
ETHIK UND NEPHROLOGIE

Häufige ethische Dilemmas in der Nephrologie.

Die Nephrologie ist, wie viele andere medizinische Fachgebiete auch, mit komplexen ethischen Dilemmas konfrontiert. Diese Dilemmas treten häufig dann auf, wenn grundlegende ethische Prinzipien miteinander in Konflikt geraten. Im Folgenden sind einige häufige ethische Dilemmas aufgeführt, mit denen sich nephrologische Fachkräfte konfrontiert sehen:

1. Autonomie vs. Wohltätigkeit
   * *Situation*: Ein Patient lehnt eine Nierentransplantation ab, die sein Leben potenziell verlängern könnte.
   * *Dilemma*: Respektiere die Entscheidung des Patienten (Autonomie) oder überzeuge ihn, die Behandlung zu akzeptieren, die in seinem besten Interesse ist (Wohltätigkeit)?

2. Rationierung von Ressourcen
   * *Situation*: Die Ressourcen für die Dialyse sind begrenzt und es muss entschieden werden, wer für die Behandlung priorisiert wird.
   * *Dilemma*: Wie kann man begrenzte Ressourcen gerecht verteilen und gleichzeitig den intrinsischen Wert jedes Lebens respektieren?

3. Leben vs. Lebensqualität
   * *Situation*: Ein älterer Patient, der an mehreren Komorbiditäten leidet, hat selbst mit Dialyse nur eine geringe Chance auf ein langfristiges Überleben.

- *Dilemma*: Soll eine intensive Behandlung fortgesetzt werden, um das Leben zu verlängern, oder soll der Komfort und die Lebensqualität des Patienten im Vordergrund stehen?

4. Informierte Einwilligung im Kontext von Kultur und Religion
  - *Situation*: Ein Patient lehnt eine Behandlung aufgrund seiner religiösen Überzeugungen ab, auch wenn dies lebensbedrohlich ist.
  - *Dilemma*: Wie kann man die kulturellen und religiösen Überzeugungen des Patienten respektieren und gleichzeitig seine Sicherheit und Gesundheit gewährleisten?

5. Transplantationen und Auswahlkriterien
  - *Situation*: Zwei Patienten benötigen eine Transplantation, aber nur ein Organ steht zur Verfügung.
  - *Dilemma*: Wie soll entschieden werden, wer das Organ erhält? Sollte diese Entscheidung auf Alter, Kompatibilität, Wartezeit oder anderen Kriterien basieren?

6. Vertraulichkeit vs. Warnpflicht
  - *Situation*: Ein Dialysepatient gesteht, dass er sich nicht richtig an seine Behandlung hält oder verbotene Substanzen konsumiert, was ihn in Gefahr bringen könnte.
  - *Dilemma*: Wie kann man die Vertraulichkeit des Patienten mit der Pflicht, Gefahren zu verhindern, in Einklang bringen?

7. Das Lebensende und der Behandlungsabbruch
  - *Situation*: Ein Patient mit Nierenerkrankungen im Endstadium bittet darum, die Dialyse zu beenden.
  - *Dilemma*: Wie kann man diese Forderung erfüllen und gleichzeitig sicherstellen, dass der Patient vollständig

informiert ist und nicht von außen unter Druck gesetzt wird?

Ethische Dilemmasituationen in der Nephrologie unterstreichen die Bedeutung einer fundierten ethischen Ausbildung und professioneller Unterstützung für Angehörige der Gesundheitsberufe. Sie zeigen auch die Notwendigkeit multidisziplinärer Ansätze, bei denen Ärzte, Krankenpfleger, Sozialarbeiter, Ethiker und andere Spezialisten zusammenarbeiten, um die besten Lösungen für die Patienten zu finden.

Informierte Zustimmung und Patientenrechte.

Die Einwilligung nach Aufklärung ist mehr als eine bloße Verwaltungsformalität. Sie ist ein grundlegender Pfeiler der modernen medizinischen Versorgung und spiegelt eine tiefe Achtung vor den Rechten und der Würde des Patienten wider. Der zugrunde liegende Gedanke ist, dass jedes Individuum eine inhärente Autonomie besitzt, und als solche sollte eine Person eine entscheidende Stimme bei Entscheidungen über ihre eigene Gesundheit haben.

In der Welt der Nephrologie ist der Weg zur Behandlung oft komplex. Ob es nun die Perspektive der Dialyse, der Nierentransplantation oder anderer Eingriffe ist, der Patient sieht sich oft mit einer Unzahl von Entscheidungen konfrontiert. Jede Option hat ihre eigenen Vorteile, Risiken und langfristigen Auswirkungen. Hier kommt die informierte Zustimmung ins Spiel.

Der Prozess beginnt mit einer offenen Kommunikation zwischen dem Angehörigen der Gesundheitsberufe und dem Patienten. Anstatt einfach eine Lösung zu verschreiben, stellt der Arzt oder Krankenpfleger jede verfügbare Option vor und geht dabei detailliert auf den erwarteten Nutzen, die potenziellen Risiken und die möglichen Alternativen ein. Dabei geht es jedoch nicht nur darum, eine Flut von medizinischen Informationen bereitzustellen. Die Informationen müssen auf verständliche Weise gegeben werden, wobei der Wissensstand und die Bedenken des Patienten zu berücksichtigen sind.

Die informierte Zustimmung geht jedoch weit über das bloße Verstehen hinaus. Der Patient muss auch die Freiheit haben, eine Wahl zu treffen. Das bedeutet, dass er sich nicht unter Druck gesetzt fühlen sollte, weder vom medizinischen Personal noch von der Familie oder anderen Personen. Seine Entscheidung, ob er für oder gegen eine vorgeschlagene Behandlung ist, sollte respektiert werden. Schließlich ist er es, der die direkten Folgen dieser Entscheidung erleben wird.

Die Patientenrechte sind untrennbar mit dem Konzept der Einwilligung nach Aufklärung verbunden. Jeder Patient hat das Recht zu wissen, das Recht, Fragen zu stellen, und vor allem das Recht, eine Behandlung abzulehnen. Dieser Ansatz stellt den Patienten in den Mittelpunkt der medizinischen Versorgung und erkennt ihn als wichtigen Akteur seiner eigenen Gesundheit an, nicht nur als passiven Empfänger von Pflegeleistungen.

Die Einwilligung nach Aufklärung und die Patientenrechte stärken das Vertrauensverhältnis zwischen dem Patienten und dem Angehörigen der Gesundheitsberufe. In einem so komplexen Fachgebiet wie der Nephrologie ist dieses Vertrauen von unschätzbarem Wert. Es stellt sicher, dass Patient und Angehöriger der Gesundheitsberufe unabhängig vom gewählten Weg gemeinsam voranschreiten, in einer Partnerschaft, die auf Respekt, Verständnis und gegenseitigem Engagement beruht.

Das Lebensende und Palliativmedizin in der Nephrologie.

Das Lebensende in der Nephrologie ist ein zutiefst emotionales und oft komplexes Thema. Während der medizinische Fortschritt es ermöglicht, das Leben vieler Menschen mit Nierenerkrankungen zu verlängern, kommt ein Zeitpunkt, an dem die Lebensqualität ernsthaft beeinträchtigt sein kann. Dies ist der Zeitpunkt, an dem die Palliativmedizin an Bedeutung gewinnt.

Die palliativmedizinische Versorgung in der Nephrologie zielt darauf ab, die Lebensqualität der Patienten und ihrer Familien angesichts der Folgen einer fortgeschrittenen Nierenerkrankung zu verbessern. Im Gegensatz zur landläufigen Meinung konzentriert sich die Palliativmedizin nicht nur auf die letzten Tage oder Wochen des Lebens. Sie greifen ein, sobald eine schwere Nierenerkrankung diagnostiziert wird, und bieten eine Betreuung, die sich auf die Linderung von Schmerzen und anderen störenden Symptomen konzentriert und psychologische, soziale und spirituelle Unterstützung bietet.

In der Nephrologie kann die Einführung der Palliativmedizin komplex sein. Der Patient ist möglicherweise seit Jahren an der Dialyse und kämpft täglich gegen die damit verbundenen Komplikationen. Die Entscheidung, die Dialyse zu beenden oder nicht zu beginnen, ist schwierig und muss mit dem Patienten, seiner Familie und dem medizinischen Team abgewogen werden. Sie erfordert eine gründliche Abwägung der potenziellen Vorteile einer Fortführung der Dialyse im Hinblick auf die Lebensqualität und den Komfort des Patienten.

Einer der grundlegenden Aspekte der Palliativmedizin ist der Dialog. Es ist von entscheidender Bedeutung, dass der Patient, seine Familie und das medizinische Team offen über Erwartungen, Sorgen und Hoffnungen kommunizieren. Diese Gespräche können schwierig sein und Themen wie Patientenverfügungen, die Ablehnung oder den Abbruch von Behandlungen und Wünsche für die letzten Momente des Lebens ansprechen. Doch gerade durch diese aufrichtigen Gespräche kann ein friedliches und würdevolles Lebensende gewährleistet werden.

Ein weiteres Schlüsselelement der Palliativmedizin ist der multidisziplinäre Ansatz. Das Team kann nicht nur aus Nephrologen bestehen, sondern auch aus spezialisierten Krankenpflegern für Palliativmedizin, Psychologen, Sozialarbeitern, Seelsorgern und anderen Fachkräften. Jeder bringt sein Fachwissen ein und stellt so sicher, dass alle Bedürfnisse des Patienten, seien sie körperlicher, emotionaler, sozialer oder spiritueller Natur, berücksichtigt werden.

Das Lebensende in der Nephrologie kann sowohl für den Patienten als auch für seine Familie von Schmerzen, Erschöpfung und Verzweiflung geprägt sein. Die Palliativmedizin zielt darauf ab, diese Belastungen zu lindern, Trost zu spenden und sicherzustellen, dass jeder Tag, so schwer er auch sein mag, mit Würde und Respekt verbracht wird. Während der Tod eine unvermeidliche Realität ist, kann die Art und Weise, wie wir mit ihm umgehen, einen großen Unterschied machen, und die Palliativmedizin in der Nephrologie erinnert uns daran, dass jeder Moment zählt.

Kapitel 9:
KULTUR
UND VIELFALT IN DER NEPHROLOGIE

Herausforderungen bei der Betreuung Patienten mit unterschiedlichen Hintergründen.

Die Betreuung von Patienten mit unterschiedlichem Hintergrund stellt eine Reihe einzigartiger Herausforderungen für das Gesundheitspersonal dar, insbesondere in einem so komplexen Bereich wie der Nephrologie. Kulturelle, sozioökonomische, sprachliche und religiöse Unterschiede können tiefgreifende Auswirkungen darauf haben, wie Patienten ihre Krankheit, ihre Behandlung und die Beziehung zu ihrem medizinischen Team wahrnehmen.

Eine der ersten Herausforderungen ist die Sprachbarriere. Für einen Patienten, der nicht die gleiche Sprache wie sein Betreuer spricht, kann es schwierig sein, die Feinheiten einer Diagnose oder eines medizinischen Verfahrens zu verstehen. Daher ist es von entscheidender Bedeutung, Zugang zu qualifizierten medizinischen Dolmetschern zu haben, die nicht nur die Worte, sondern auch die Nuancen und die zugrunde liegenden Implikationen übersetzen können.

Kulturelle Unterschiede können auch die Art und Weise beeinflussen, wie ein Patient seine Krankheit und deren Behandlung wahrnimmt. Beispielsweise können einige Kulturen spezifische Überzeugungen über die Ursachen von Krankheiten oder festgefahrene Meinungen über westliche Behandlungsmethoden haben. Für diese

Patienten kann die Einbeziehung traditioneller Heilmethoden oder spiritueller Praktiken für ihr Wohlbefinden von entscheidender Bedeutung sein.

Sozioökonomische Herausforderungen spielen ebenfalls eine große Rolle. Für Patienten aus benachteiligten Verhältnissen kann es aufgrund von finanziellen Einschränkungen oder dem Fehlen angemessener Ressourcen schwierig sein, Zugang zu medizinischer Versorgung zu erhalten, ihre Behandlungen zu befolgen oder einen gesunden Lebensstil zu pflegen. Darüber hinaus kann die mit bestimmten Krankheiten oder Armut verbundene Stigmatisierung diese Patienten davon abhalten, aktiv medizinische Hilfe zu suchen.

Religiöse Überzeugungen und Praktiken können auch die Art und Weise beeinflussen, wie ein Patient mit seiner Behandlung umgeht. Beispielsweise könnten manche Menschen aus religiösen Gründen Bluttransfusionen oder Organtransplantationen ablehnen. In solchen Fällen ist es entscheidend, dass das medizinische Team über diese Überzeugungen informiert ist und sie respektiert, während es gleichzeitig nach alternativen Lösungen sucht, um die bestmögliche Versorgung zu gewährleisten.

Die Lösung für diese Herausforderungen liegt in der kulturellen Bildung von Gesundheitsfachkräften. Dazu gehört nicht nur das Wissen über verschiedene Kulturen und Traditionen, sondern auch die Fähigkeit, aktiv zuzuhören und mit Empathie und Offenheit zu interagieren.

Auch ein vielfältiges Team, das die einzigartigen Bedürfnisse jedes einzelnen Patienten verstehen und darauf eingehen kann, ist von entscheidender Bedeutung. Die Zusammenarbeit mit Gemeindeleitern, Experten für kulturelle Gesundheit und Patientenorganisationen kann ebenfalls wertvoll sein.

Die Herausforderung bei der Behandlung von Patienten mit unterschiedlichem Hintergrund besteht nicht nur darin, eine Nierenerkrankung zu behandeln, sondern den Menschen als Ganzes zu verstehen und zu respektieren, mit all seinen Eigenheiten, Überzeugungen und Erfahrungen. Es ist dieser ganzheitliche Ansatz, der eine qualitativ hochwertige Behandlung gewährleistet und das Vertrauen zwischen dem Patienten und seinem medizinischen Team stärkt.

Die Bedeutung von Kultursensibilität.

Kultursensibilität im medizinischen Bereich, insbesondere in der Nephrologie, ist weit mehr als bloße Zweckmäßigkeit. Sie ist ein wesentlicher Pfeiler einer effizienten, empathischen und respektvollen medizinischen Versorgung. Da wir in einer globalisierten Welt leben, in der immer mehr Patienten mit unterschiedlichen Hintergründen in Gesundheitseinrichtungen aufeinandertreffen, ist die Anerkennung und Wertschätzung dieser Vielfalt nicht nur ein moralischer Akt, sondern auch ein klinischer Imperativ.

Zunächst einmal trägt Kultursensibilität zu einer besseren Kommunikation bei. Wenn medizinisches Personal in der Lage ist, sprachliche und kulturelle Unterschiede zu erkennen und zu verstehen, ist es besser in der Lage, klare Informationen zu geben und Missverständnisse zu vermeiden, die die Behandlung des Patienten beeinträchtigen könnten. Dazu gehört nicht nur die Sprache, sondern auch das Verstehen von nonverbalen Äußerungen, Überzeugungen über Gesundheit und Krankheit sowie Werte in der Familie und in der Gemeinschaft.

Zweitens hilft es, für kulturelle Unterschiede sensibel zu sein, um eine vertrauensvolle Beziehung aufzubauen. Misstrauen gegenüber dem medizinischen System ist für viele Patienten ein echtes Hindernis, das oft in negativen Erfahrungen aus der Vergangenheit, Stereotypen oder kulturellen Überzeugungen wurzelt. Indem sie jeden Patienten als einzigartiges Individuum behandeln und seine Kultur wertschätzen, können Angehörige der Gesundheitsberufe ein Umfeld schaffen, in dem sich der Patient respektiert, angehört und verstanden fühlt.

Darüber hinaus kann die Kultursensibilität die Qualität der Gesundheitsversorgung verbessern, indem sie sicherstellt, dass die angebotenen Behandlungen angemessen und wirksam sind. Bestimmte Gemeinschaften haben möglicherweise ein höheres Risiko für bestimmte Krankheiten oder reagieren anders auf bestimmte Behandlungen. Darüber hinaus ist die Art und Weise, wie Patienten Schmerzen, Krankheiten oder medizinische Behandlungen wahrnehmen und damit umgehen, je nach Kultur sehr unterschiedlich. Dies zu berücksichtigen stellt sicher, dass der Pflegeplan tatsächlich auf jeden Einzelnen zugeschnitten ist.

Schließlich trägt Kultursensibilität dazu bei, Ungleichheiten im Gesundheitsbereich zu verringern. Kulturelle Barrieren können oft zu verspäteten Diagnosen, schlechter Therapietreue oder mangelnder Prävention führen. Durch Sensibilität für die besonderen Bedürfnisse der einzelnen Gemeinschaften können Gesundheitsfachkräfte dazu beitragen, diese Lücken zu schließen und eine gerechte Gesundheitsversorgung für alle zu ermöglichen.

Kultursensibilität ist nicht einfach eine zusätzliche Fähigkeit, sondern ein wesentlicher Bestandteil der modernen Medizin. Sie bereichert die Beziehung zwischen Patient und Pfleger, verbessert die Qualität der Pflege und stärkt die medizinische Ethik, die auf Respekt, Einfühlungsvermögen und Fairness beruht. Als solche sollte die kontinuierliche Aus- und Weiterbildung im Bereich der Kultursensibilität ein zentraler Bestandteil der medizinischen Bildungsprogramme und der Gesundheitspolitik sein.

Ethnische Besonderheiten Nierenerkrankungen.

Nierenerkrankungen treten, wie viele andere Erkrankungen auch, nicht immer bei allen Menschen in gleicher Weise auf. Tatsächlich können ethnische und genetische Variationen die Prävalenz, die Diagnose, den Verlauf und das Ansprechen auf die Behandlung von Nierenerkrankungen beeinflussen. Wenn Gesundheitsfachkräfte diese ethnischen Besonderheiten verstehen, können sie eine individuellere und effektivere Behandlung anbieten.

1. Ethnische Prävalenz:
   - **Afroamerikaner und Afrokaribier** : Diese Bevölkerungsgruppen haben eine höhere Prävalenz chronischer Nierenerkrankungen, insbesondere der segmentalen und fokalen Glomerulosklerose. Besonders betroffen ist das APOL1-Gen, das Personen mit zwei Kopien bestimmter Varianten ein erhöhtes Risiko für Nierenerkrankungen verleiht.
   - **Asiaten**: Einige asiatische Gruppen, insbesondere solche südasiatischer Herkunft, weisen eine höhere Prävalenz von Diabetes auf, die ein Hauptrisikofaktor für Nierenerkrankungen ist.
   - **Hispanics und Lateinamerikaner**: Obwohl sie ein höheres Diabetesrisiko haben, scheinen sie im Vergleich zu nicht-hispanischen Bevölkerungsgruppen ein geringeres Risiko für das Fortschreiten zu einer terminalen Niereninsuffizienz zu haben.

2. Reaktion auf die Behandlung und Management:
- Einige Medikamente, wie ACE-Hemmer oder Angiotensin-Rezeptor-Antagonisten, können je nach ethnischer Herkunft unterschiedlich wirksam sein. Beispielsweise sprechen Afroamerikaner manchmal schlechter auf diese Behandlungen an als nicht-hispanische Weiße.

3. Genetische Aspekte:
- Spezifische Mutationen, wie das bereits erwähnte APOL1-Gen, können bestimmte ethnische Populationen für Nierenerkrankungen prädisponieren. Die Identifizierung dieser genetischen Variationen ermöglicht ein besseres Verständnis der Krankheit und könnte zu gezielten therapeutischen Ansätzen führen.

4. Soziale und kulturelle Faktoren:
- Die Wahrnehmung der Krankheit, die Einhaltung der Behandlung und der Zugang zur Gesundheitsversorgung können aufgrund kultureller, sozioökonomischer oder sprachlicher Faktoren bei verschiedenen ethnischen Gruppen unterschiedlich sein. Beispielsweise könnten einige Patienten traditionelle Heilmittel bevorzugen oder spezifische Überzeugungen über die Ursache ihrer Krankheit haben.

5. Diagnose und Fortschritt:
- Standardisierte Diagnosekriterien, wie z. B. Serumkreatininwerte zur Beurteilung der Nierenfunktion, müssen möglicherweise an die ethnische Herkunft angepasst werden, da die Referenzwerte je nach Gruppe unterschiedlich sein können.

6. Assoziierte Probleme:
- Einige ethnische Gruppen können häufiger Komorbiditäten wie Bluthochdruck oder Diabetes aufweisen, die die Nierenerkrankung direkt beeinflussen.

Die ethnische Herkunft eines Patienten spielt eine nicht zu unterschätzende Rolle bei der Manifestation und Behandlung von Nierenerkrankungen. Kliniker müssen sich dieser Besonderheiten bewusst sein, um eine optimale Behandlung anbieten zu können. Ein individualisierter Ansatz, der die ethnische und kulturelle Vielfalt berücksichtigt, ist für eine Präzisionsmedizin im Bereich der Nephrologie von entscheidender Bedeutung.

Kapitel 10:
TECHNOLOGIE UND INNOVATION IN NEPHROLOGIE

Neue Technologien in der Dialyse.

Die rasante Entwicklung der Medizintechnik hat sich stark auf den Bereich der Dialyse ausgewirkt. Diese Fortschritte zielen darauf ab, die Wirksamkeit der Behandlung zu verbessern, die damit verbundenen Komplikationen zu verringern und den Patienten eine bessere Lebensqualität zu bieten. Im Folgenden erhalten Sie einen Überblick über die neuen Technologien in der Dialyse und wie sie die Landschaft der Nephrologie verändern.

1. Dialysegeräte der nächsten Generation:
   * Diese modernen Geräte bieten eine höhere Präzision bei der Steuerung der Flüssigkeiten und ermöglichen so eine bessere Abfallbeseitigung und einen genaueren Elektrolythaushalt.
   * Sie verfügen über intuitive Touchscreens, verbesserte Benutzerschnittstellen und eine einfache Integration in Krankenhausinformationssysteme.

2. Tragbare Dialyse:
   * Mit dem Aufkommen von tragbaren Dialysegeräten können Patienten ihre Behandlung bequem von zu Hause aus durchführen lassen. Dies kann den Stress, der mit häufigen Besuchen im Zentrum verbunden ist, verringern und bietet mehr Flexibilität.
   * Diese Geräte sind kleiner, leichter und einfacher zu bedienen.

3. Nadellose Dialyse:
   - Es wird an der Entwicklung von Dialysesystemen geforscht, bei denen keine Nadeln verwendet werden, wodurch Schmerzen und das Infektionsrisiko verringert werden.

4. Telemedizin:
   - Mit der Integration von Kommunikationstechnologien können Patienten heute über telemedizinische Plattformen Konsultationen mit ihren Nephrologen durchführen. Dies ist besonders bei weit entfernten Patienten oder für Folgekonsultationen hilfreich.

5. Künstliche Intelligenz und Datenanalyse:
   - Der Einsatz von KI zur Analyse von Daten aus Dialysesitzungen ermöglicht es, Komplikationen zu antizipieren, die Behandlungsparameter zu optimieren und eine personalisierte Behandlung anzubieten.
   - KI-gestützte Systeme können auch bei der Früherkennung von Infektionen oder Fehlfunktionen von Geräten helfen.

6. Verbesserungen bei Dialysemembranen:
   - Die neuen Membranen sind so konzipiert, dass sie biokompatibler sind, Entzündungsreaktionen reduzieren und eine bessere Hämodialyse ermöglichen.
   - Einige innovative Membranen ermöglichen eine bessere Entfernung von mittelgroßen Molekülen, die traditionell schwer zu filtern waren.

7. Ausbildung in virtueller Realität:
   - Gesundheitsfachkräfte können nun mithilfe von Virtual Reality Dialyseverfahren üben, was eine immersivere und praxisorientiertere Ausbildung ermöglicht.

8. Forschung zu künstlichen Nieren:
- Es werden Fortschritte bei der Entwicklung künstlicher Nieren gemacht, die langfristig eine Alternative zur Dialyse bieten könnten. Obwohl sich diese Technologie noch in den Kinderschuhen befindet, ist sie ein Hoffnungsschimmer für die Zukunft der Nephrologie.

Neue Technologien in der Dialyse revolutionieren die Behandlung von Patienten mit Nierenversagen. Sie bieten nicht nur Verbesserungen in der Qualität und Wirksamkeit der Behandlung, sondern auch eine bessere Lebensqualität für die Patienten, indem sie die Macht in ihre Hände legen und sie aktiv in ihre eigene Versorgung einbeziehen.

Digitale Anwendungen und Werkzeuge für die Verwaltung von Patienten.

In einem Zeitalter, das von digitaler Technologie beherrscht wird, steht auch die Medizin nicht still. Digitale Werkzeuge haben die Art und Weise der medizinischen Versorgung verändert und die Patientenbetreuung effizienter, transparenter und patientenzentrierter gemacht. Im Folgenden werden einige digitale Anwendungen und Werkzeuge vorgestellt, die sich in der Patientenverwaltung, insbesondere in der Nephrologie, einen Namen machen.

1. Elektronische Patientenakten (Electronic Medical Records, EMR):
- **Beschreibung: Hierbei handelt es sich um** digitalisierte Datenbanken, die alle medizinischen Informationen über einen Patienten enthalten.
- **Vorteile:** Einfacher Zugang, Informationsaustausch zwischen Angehörigen der Gesundheitsberufe,

Verringerung medizinischer Fehler und bessere Koordinierung der Pflege.

•

2. Patientenportale:

- **Beschreibung:** Online-Plattformen, auf denen Patienten auf ihre medizinischen Informationen zugreifen, Termine vereinbaren, Rezepte verlängern und mit ihren Gesundheitsdienstleistern kommunizieren können.
- **Vorteile:** Erhöht die Autonomie des Patienten, verbessert die Kommunikation und optimiert die administrative Verwaltung.

3. Telemedizinische Anwendungen:

- **Beschreibung:** Ermöglichen Fernberatungen, sei es per Video, Audio oder Chat.
- **Vorteile:** Bessere Erreichbarkeit, kürzere Wartezeiten und Bequemlichkeit für Patienten und Ärzte.

4. Anwendungen für die Fernüberwachung:

- **Beschreibung:** Mit diesen Anwendungen lassen sich Vitalzeichen, Therapietreue und andere relevante Daten in Echtzeit oder nahezu in Echtzeit verfolgen.
- **Vorteile:** Früherkennung von Komplikationen oder Abweichungen, Stärkung der Therapietreue und größeres Engagement des Patienten.

5. Plattformen für die Patientenbildung:

- **Beschreibung:** Websites oder mobile Anwendungen, die zuverlässige Informationen über Krankheiten, Behandlungen und Präventivmaßnahmen bieten.
- **Vorteile:** Besser informierte Patienten, die Fähigkeit, fundierte Entscheidungen zu treffen, und eine verbesserte Krankheitsbewältigung.

6. Terminverwaltungssysteme:
- **Beschreibung:** Tools, die das Vereinbaren, Bestätigen und Erinnern von Terminen automatisieren.
- **Vorteile:** Weniger Fehlzeiten, Optimierung der klinischen Zeit und bessere Patientenerfahrung.

7. Anwendungen für die Verwaltung von Medikamenten:
- **Beschreibung:** Diese Apps erinnern Patienten daran, wann sie ihre Medikamente einnehmen müssen, überwachen Wechselwirkungen mit Medikamenten und können sogar die Erneuerung von Rezepten ermöglichen.
- **Vorteile:** Verbessert die Medikamenteneinnahme, reduziert Medikationsfehler und vereinfacht das tägliche Management.

8. Plattformen für soziale Interaktion:
- **Beschreibung:** Krankheitsspezifische Foren, Gruppen oder soziale Netzwerke, in denen sich Patienten über ihre Erfahrungen austauschen können.
- **Vorteile:** Emotionale Unterstützung, Austausch von praktischen Tipps und das Gefühl, einer Gemeinschaft anzugehören.

9. Tools für Analyse und künstliche Intelligenz:
- **Beschreibung:** Nutzen Daten, um Risiken vorherzusagen, über die optimale Behandlung zu beraten und die Bedürfnisse der Patienten zu antizipieren.
- **Vorteile:** Proaktivere Pflege, Kostensenkung und Verbesserung der Pflegequalität.

10. Anwendungen der virtuellen oder erweiterten Realität:
- **Beschreibung:** Werden für die medizinische Ausbildung, zur Ablenkung während schmerzhafter Eingriffe oder zur Rehabilitation verwendet.

- **Vorteile:** Innovative Behandlungsansätze, stärkeres Patientenengagement und verbesserte klinische Wirksamkeit.

Diese Instrumente haben in Verbindung mit einer angemessenen Schulung des Gesundheitspersonals und der Akzeptanz durch die Patienten das Potenzial, die Nephrologie und andere medizinische Bereiche zu verändern, indem sie eine stärker personalisierte, patientenzentrierte und evidenzbasierte Versorgung bieten.

Die Zukunft der Telemedizin in der Nephrologie.

Die Telemedizin, oder die Praxis, Patienten mithilfe von Kommunikationstechnologien aus der Ferne zu betreuen, hat in den letzten Jahren ein phänomenales Wachstum erlebt. In der Nephrologie kann sich dieser Ansatz als besonders vorteilhaft erweisen, da die Patienten regelmäßig überwacht, ihre Behandlung angepasst und eine kontinuierliche Fortbildung angeboten werden muss. Lassen Sie uns einen Blick auf die Zukunft der Telemedizin in diesem Fachgebiet werfen.

1. Ausweitung der Dienstleistungen in der häuslichen Umgebung:
Einer der wichtigsten Trends ist die Verlagerung der Versorgung von den traditionellen Dialysezentren in die häusliche Umgebung des Patienten. Die Telemedizin erleichtert diesen Übergang, indem sie eine Fernüberwachung der Dialyse, regelmäßige Konsultationen mit Nephrologen und eine Echtzeitkommunikation mit dem Pflegepersonal ermöglicht.

2. Tools zur Selbstüberwachung:
Mit der Entwicklung von vernetzten Geräten können

Patienten heute wichtige Parameter wie Blutdruck, Gewicht oder Elektrolytwerte selbst überwachen. Diese Daten können automatisch über sichere Plattformen an das Gesundheitspersonal weitergeleitet werden, damit dieses sie analysieren und bei Bedarf schnell eingreifen kann.

3. Verstärkte Aufklärung und Schulung:
Die Telemedizin bietet die Möglichkeit, Patientenschulungen zu Themen wie Medikamenteneinnahme, Ernährung oder sogar Vorbereitung auf eine Nierentransplantation abzuhalten.

4. Erweiterter Zugang:
Für Patienten, die in abgelegenen oder unterversorgten Gebieten leben, durchbricht die Telemedizin geografische Barrieren und ermöglicht einen leichteren Zugang zu Spezialisten und einer qualitativ hochwertigen Versorgung.

5. Interprofessionelle Zusammenarbeit:
Telemedizinische Plattformen fördern eine engere Zusammenarbeit zwischen Nephrologen, Krankenpflegern, Ernährungsberatern, Sozialarbeitern und anderen Mitgliedern des Pflegeteams, auch wenn diese geografisch weit verstreut sind.

6. Künstliche Intelligenz und prädiktive Analysen:
Die Zukunft der Telemedizin könnte mehr KI beinhalten, um Trends in Patientendaten zu analysieren, potenzielle Komplikationen vorherzusagen und Ratschläge für die besten Interventionen oder Behandlungsanpassungen zu erteilen.

7. Personalisierung der Pflege:
Die Telemedizin kann auf der Grundlage von Echtzeitdaten der Patienten und ihrer Vorgeschichte einen persönlicheren Ansatz ermöglichen, bei dem die Versorgung an die

spezifischen Bedürfnisse jedes einzelnen Patienten angepasst wird.

8. Senkung der Kosten:

Durch die Vermeidung unnötiger Krankenhausaufenthalte, Komplikationen oder wiederholter Besuche hat die Telemedizin das Potenzial, die Kosten für die Behandlung nephrologischer Patienten deutlich zu senken.

9. Herausforderungen, die es zu bewältigen gilt:

Die Telemedizin in der Nephrologie ist zwar vielversprechend, muss jedoch einige Herausforderungen meistern, wie z. B. Bedenken hinsichtlich des Datenschutzes, der Datensicherheit, regulatorischer Barrieren und des Widerstands gegen Veränderungen seitens bestimmter Berufsgruppen oder Patienten.

Die Telemedizin ist auf dem besten Weg, in Zukunft eine wichtige Säule der Nephrologie zu werden. Sie bietet eine einzigartige Gelegenheit, die Art und Weise der Versorgung zu überdenken, die Patienten unabhängiger zu machen und die klinischen Ergebnisse zu optimieren. Ihr Erfolg hängt jedoch von einer breiten Akzeptanz, einer angemessenen Regulierung und einer kontinuierlichen Weiterbildung der Gesundheitsfachkräfte ab.

Kapitel 11:
FORSCHUNG UND PARTIZIPATION ZU KLINISCHEN STUDIEN

Einführung in die klinische Forschung in der Nephrologie.

Im weiten Feld der Medizin ist die klinische Forschung nach wie vor der grundlegende Pfeiler, der die Entwicklung der medizinischen Versorgung antreibt und prägt. In der Nephrologie, einem Fachgebiet, das sich mit Nierenerkrankungen befasst, ist die klinische Forschung von entscheidender Bedeutung, um die Lebensqualität der Patienten zu verbessern, neue Therapien vorzuschlagen und letztendlich Leben zu retten. Diese Einführung in die klinische Forschung in der Nephrologie soll ihre Rolle, ihre Herausforderungen und ihre Erfolge beleuchten.

1. Die Bedeutung der klinischen Forschung in der Nephrologie:
Die Nephrologie ist, wie andere medizinische Fachgebiete auch, einem ständigen Wandel unterworfen. Jede Entdeckung oder Innovation ist oft das Ergebnis jahrelanger oder sogar jahrzehntelanger klinischer Forschung. Ob es nun darum geht, die Entstehung einer Nierenerkrankung zu verstehen, eine neue Behandlung zu entwickeln oder die Dialyseprotokolle zu verbessern - die klinische Forschung steht im Mittelpunkt dieser Fortschritte.

2. Arten der Forschung in der Nephrologie:
* **Grundlagenforschung:** Hier geht es darum, die zellulären und molekularen Mechanismen von Nierenerkrankungen zu verstehen.

- **Translationale Forschung:** Sie stellt eine Verbindung zwischen Grundlagenforschung und Klinik her, indem sie Entdeckungen aus dem Labor auf die Behandlung von Patienten anwendet.
- **Klinische Forschung:** Hierbei handelt es sich um Versuche an den Patienten selbst, oft um neue Behandlungen, Interventionen oder Geräte zu testen.
- **Epidemiologische Forschung:** Diese Forschung konzentriert sich auf die Trends, Ursachen und Auswirkungen von Gesundheitsproblemen in bestimmten Bevölkerungsgruppen.

3. Durchführung einer klinischen Prüfung:
Die Durchführung einer klinischen Prüfung in der Nephrologie folgt klar definierten Phasen, die von der vorklinischen Phase bis zur Phase IV reichen, wobei jede Phase ein bestimmtes Ziel und Erfolgskriterien hat.

4. Herausforderungen der klinischen Forschung in der Nephrologie:
Trotz ihrer Bedeutung steht die Forschung in der Nephrologie vor Herausforderungen wie begrenzter Finanzierung, ethischen Bedenken bei Patientenversuchen oder der Länge der Versuche, die notwendig sind, um die Wirksamkeit einer Intervention zu beweisen.

5. Auswirkungen der Technologie:
Mit dem Aufkommen der Biotechnologie, der Genomik und der Bioinformatik hat die nephrologische Forschung einen enormen Aufschwung erlebt. Zu den jüngsten Innovationen gehören die Identifizierung von Biomarkern, die Gentherapie und die Nutzung künstlicher Intelligenz zur Vorhersage von Krankheiten.

6. Ethik in der klinischen Forschung:
Klinische Forschung muss immer im Einklang mit der medizinischen Ethik erfolgen, die Sicherheit, Autonomie,

Wohltätigkeit und Gerechtigkeit für alle Teilnehmer gewährleistet.

7. Die internationale Zusammenarbeit:
Die globalen Herausforderungen im Bereich der Nierengesundheit erfordern eine internationale Zusammenarbeit. Klinische Forschungsnetze und -konsortien bringen Forscher aus der ganzen Welt zusammen, um an gemeinsamen Problemen zu arbeiten.

8. Die Rolle von Krankenpflegern in der klinischen Forschung:
Neben Ärzten und Forschern spielen Krankenpfleger eine entscheidende Rolle bei der Durchführung klinischer Forschung, indem sie Patienten betreuen, Behandlungen durchführen und Daten sammeln.

Die klinische Forschung in der Nephrologie ist mehr als nur von entscheidender Bedeutung. Sie ist das Versprechen einer besseren Zukunft für alle Patienten mit Nierenerkrankungen. Jeder Krankenpfleger, Arzt oder Nephrologieforscher trägt auf seine Weise zu dieser helleren und hoffnungsvolleren Zukunft bei.

Die Rolle des Krankenpflegers in klinischen Studien.

Wenn man an klinische Studien denkt, neigt man dazu, sofort an Forscher und Ärzte zu denken. Krankenpfleger spielen jedoch eine ebenso wichtige, wenn nicht sogar zentrale Rolle bei der Durchführung, Überwachung und dem Erfolg von Studien. Ihre Beteiligung an klinischen Studien ist mehrdimensional und vereint klinische, administrative und zwischenmenschliche Kompetenzen.

1. Rekrutierung und Beurteilung von Patienten:

Krankenpfleger sind häufig die ersten Angehörigen der Gesundheitsberufe, mit denen Patienten in Kontakt kommen, wenn sie die Teilnahme an einer klinischen Prüfung in Erwägung ziehen. Sie sind für die Vorauswahl der Patienten anhand der Ein- und Ausschlusskriterien und für die Einholung der Einwilligung nach Aufklärung zuständig, nachdem sie eine vollständige und verständliche Erläuterung der Studie gegeben haben.

2. Verwaltung von Behandlungsmaßnahmen:

Je nach Prüfplan können Krankenpfleger für die Verabreichung von Medikamenten, die Einhaltung bestimmter Protokolle oder die Überwachung von Eingriffen verantwortlich sein. Sie müssen sicherstellen, dass jeder Schritt gemäß den Richtlinien der Studie durchgeführt wird.

3. Überwachung und Bewertung:

Krankenpfleger/innen spielen eine zentrale Rolle bei der Überwachung von Nebenwirkungen und unerwünschten Reaktionen. Sie bewerten regelmäßig den Gesundheitszustand der Patienten, sammeln Daten und benachrichtigen das medizinische Team, wenn Probleme oder Bedenken auftreten.

4. Erhebung und Dokumentation der Daten:

Bei klinischen Studien ist Gründlichkeit von entscheidender Bedeutung. Krankenpfleger sind oft für die genaue und detaillierte Erfassung von Daten verantwortlich.

5. Aufklärung und Unterstützung:

Patienten, die an einer klinischen Studie teilnehmen, können sich Sorgen machen oder unsicher sein. Krankenpfleger hören zu, beruhigen die Patienten und beantworten ihre Fragen während der gesamten Studie.

6. Koordination mit dem multidisziplinären Team:
Krankenpfleger/innen für klinische Prüfungen arbeiten eng mit einer Vielzahl von Fachleuten zusammen - Forschern, Ärzten, Apothekern, Labortechnikern -, um eine reibungslose Kommunikation und eine effiziente Koordination für den reibungslosen Ablauf der Prüfung zu gewährleisten.

7. Einhaltung der ethischen Normen:
Krankenpfleger stellen sicher, dass die Rechte, die Sicherheit und das Wohlergehen der Prüfungsteilnehmer im Einklang mit ethischen Grundsätzen geschützt werden. Sie stellen auch sicher, dass der Patient jederzeit aus der Prüfung aussteigen kann, ohne dass die Qualität der erhaltenen Pflege beeinträchtigt wird.

8. Ständige Weiterbildung:
Der Bereich der klinischen Studien ist einem ständigen Wandel unterworfen. Krankenpfleger/innen müssen ihr Wissen über Versuchsprotokolle, therapeutische Fortschritte und ethische Richtlinien regelmäßig auf den neuesten Stand bringen.

Der Krankenpfleger für klinische Studien ist ein wichtiges Bindeglied, das als Brücke zwischen den Patienten und dem Forschungsteam fungiert. Ihre Rolle ist komplex und erfordert eine Mischung aus klinischen, zwischenmenschlichen und organisatorischen Fähigkeiten, alles mit dem ultimativen Ziel, die Pflege und Behandlung für die Patienten der Zukunft zu verbessern.

Wie man auf dem Laufenden bleibt über die neuesten Entwicklungen?

In der sich ständig verändernden medizinischen Welt ist es für alle Angehörigen der Gesundheitsberufe von entscheidender Bedeutung, über neue Entdeckungen, Techniken, Therapien und Empfehlungen auf dem Laufenden zu bleiben. Für Krankenpfleger/innen in der Nephrologie ist dieses Streben nach Wissen aufgrund der Bedeutung ihres Fachgebiets besonders relevant. Hier sind einige Strategien, um über die neuesten Entwicklungen in diesem Bereich auf dem Laufenden zu bleiben:

1. Nehmen Sie an Fortbildungsveranstaltungen teil:
Die meisten medizinischen Einrichtungen und Berufsverbände bieten regelmäßig Fortbildungen in Form von Kursen, Workshops oder Seminaren an. Diese Fortbildungen vermitteln nicht nur theoretisches Wissen, sondern bieten auch die Möglichkeit, sich mit Kollegen über deren Erfahrungen und Praktiken auszutauschen.

2. Mitglied in Berufsverbänden werden:
Berufsverbände wie der Nephrologieverband oder der Verband der Dialysepfleger geben häufig Bulletins, Zeitschriften oder Magazine heraus, die Artikel über die neuesten Forschungsergebnisse, Empfehlungen und Fallstudien enthalten.

3. Nehmen Sie an Konferenzen und Kolloquien teil:
Bei diesen Veranstaltungen kommen Experten aus der ganzen Welt zusammen, um über aktuelle Entwicklungen zu diskutieren, Studien vorzustellen und Erfahrungen auszutauschen. Sie eignen sich auch hervorragend zum Netzwerken und zum Austausch von Ideen.

4. Abonnieren Sie medizinische Fachzeitschriften:
In Fachzeitschriften für Nephrologie und Krankenpfleger werden regelmäßig Forschungsarbeiten, Rezensionen und Übersichtsartikel veröffentlicht. Der Zugang zu diesen Publikationen kann wertvolle Informationen liefern.

5. Nutzen Sie Online-Ressourcen:
Mit der zunehmenden Digitalisierung gibt es viele Plattformen, Foren und Blogs, die sich mit der Nephrologie befassen. Sie können Webinare, Online-Kurse, Diskussionen und sogar Simulationen anbieten, um neue Techniken zu erlernen.

6. Bauen Sie ein berufliches Netzwerk auf:
Der regelmäßige Austausch mit Kollegen, Mentoren und anderen Angehörigen der Gesundheitsberufe kann informelle, aber wertvolle Informationen über aufkommende Trends und neue Praktiken liefern.

7. Beteiligen Sie sich an der klinischen Forschung:
Wenn Sie sich aktiv an der klinischen Forschung beteiligen, erhalten Sie Einblicke in Innovationen und Behandlungsversuche aus erster Hand.

8. Nutzen Sie digitale Anwendungen und Werkzeuge:
Nephrologische Apps können regelmäßige Updates, Quizfragen, Fallstudien und andere Lernressourcen bieten.

9. Geben Sie sich Zeit für die Wachsamkeit:
Es ist wichtig, Zeit speziell für das Lesen, Lernen und Auffrischen von Wissen zu reservieren. Das kann eine Stunde pro Woche oder ein paar Minuten pro Tag sein.

10. Fördern Sie eine Kultur des Lernens:
Die Förderung einer Kultur, in der Kollegen aktiv ihre Erkenntnisse mitteilen, an Gruppendiskussionen teilnehmen oder Informationsveranstaltungen organisieren, kann für das gesamte Team von Vorteil sein.

Sich über die neuesten Entwicklungen auf dem Laufenden zu halten, erfordert kontinuierliche und bewusste Anstrengungen, doch die Vorteile in Bezug auf die Qualität der Gesundheitsversorgung, die Berufszufriedenheit und die Karriereentwicklung sind von unschätzbarem Wert. In der schnellen und dynamischen Welt der modernen Medizin ist es zwingend erforderlich, dass jeder Angehörige des Gesundheitswesens die Nase vorn hat, um eine optimale Patientenversorgung zu gewährleisten.

Kapitel 12:
DIE ZUSAMMENARBEIT ZWISCHEN KRANKENHÄUSERN

Die Koordination der Pflege mit anderen medizinischen Fachrichtungen.

Die Rolle eines Krankenpflegers in der Nephrologie geht oft über die Grenzen seines eigenen Fachgebiets hinaus. Denn Nierenerkrankungen können Verzweigungen und Vernetzungen mit anderen medizinischen Störungen aufweisen, die eine enge Zusammenarbeit mit anderen medizinischen Fachgebieten erfordern. Diese interdisziplinären Synergien sind von entscheidender Bedeutung, um eine umfassende und optimale Patientenversorgung zu gewährleisten.

1. Die wechselseitige Abhängigkeit der Körpersysteme:
Die Nieren sind zwar in ihrer Funktion unterschiedlich, aber untrennbar mit anderen Körpersystemen verbunden. Ob Herz-Kreislauf-System, endokrines System oder Knochensystem - ein Nierenversagen kann weitreichende und vielfältige Auswirkungen haben. Beispielsweise kann eine chronische Nierenerkrankung das Risiko für Herzerkrankungen erhöhen.

2. Interaktion mit der Kardiologie:
Patienten mit Niereninsuffizienz leiden häufig an kardialen Komorbiditäten. Bluthochdruck, der bei Nierenpatienten häufig auftritt, erfordert eine koordinierte Behandlung durch den Nephrologen und den Kardiologen. Ebenso können vom Kardiologen verschriebene Medikamente

Auswirkungen auf die Nierenfunktion haben und umgekehrt.

3. Zusammenarbeit mit der Endokrinologie:
Hormonelle Ungleichgewichte, insbesondere bei Diabetespatienten, können die Nierengesundheit beeinträchtigen. Die Zusammenarbeit mit Endokrinologen bei der Verwaltung und Überwachung der Glukosewerte sowie bei der Anpassung der Medikamente ist von entscheidender Bedeutung.

4. Orthopädie und Knochengesundheit:
Nierenerkrankungen können den Kalzium- und Phosphorstoffwechsel beeinträchtigen, was zu Knochenanomalien führt. Häufig ist eine enge Zusammenarbeit mit Orthopäden und Rheumatologen erforderlich.

5. Ernährung und Diätetik:
Die Ernährungsbedürfnisse von Nephrologiepatienten sind spezifisch. Die Koordination mit spezialisierten Ernährungsberatern kann bei der Erstellung geeigneter Ernährungspläne helfen und so die Lebensqualität des Patienten verbessern.

6. Nephro-Psychiatrie:
Die psychologischen Auswirkungen von Nierenerkrankungen, insbesondere bei Dialysepatienten, dürfen nicht unterschätzt werden. Eine Verbindung mit der Psychiatrie oder Psychologie ist oft von Vorteil, um die emotionalen und mentalen Aspekte der Krankheit anzugehen.

7. Pneumologie und Nephrologie:
Einige Krankheiten wie Lupus können sowohl die Nieren als auch die Lunge betreffen. In solchen Fällen ist eine interdisziplinäre Zusammenarbeit unerlässlich.

Die Komplexität der nephrologischen Versorgung erfordert eine ganzheitliche Sichtweise, die den Patienten in seiner Gesamtheit erfasst. Die Koordination und Zusammenarbeit mit anderen medizinischen Fachgebieten ist daher von größter Bedeutung. Der Krankenpfleger/die Krankenpflegerin für Nephrologie spielt als Dreh- und Angelpunkt dieser Koordination eine wesentliche Rolle bei der Integration und Synthese der multidisziplinären Pflege, wodurch die Kontinuität und Effizienz der Pflege gewährleistet wird.

Kommunikation zwischen den verschiedenen Gesundheitsdiensten.

Kommunikation ist der zentrale Pfeiler jeder effizienten medizinischen Versorgung. Im komplexen Umfeld von Krankenhäusern und Kliniken ist die Zusammenarbeit zwischen verschiedenen Abteilungen üblich und erfordert einen präzisen, zeitnahen und klaren Informationsaustausch, um die Sicherheit und das Wohlergehen des Patienten zu gewährleisten. Für einen Krankenpfleger in der Nephrologie ist dies oft ein Balanceakt, bei dem er darauf achtet, dass die wichtigsten Informationen weitergegeben werden und gleichzeitig die Privatsphäre des Patienten gewahrt bleibt.

1. Die Bedeutung der interdisziplinären Kommunikation:
Die Komplexität von Nierenerkrankungen bedeutet oft, dass der Patient von mehreren Spezialisten gleichzeitig behandelt werden muss. Ob Kardiologe, Endokrinologe, Chirurg oder Ernährungsberater - die Koordination dieser Behandlungen erfordert eine reibungslose Kommunikation.

2. Die Werkzeuge für die Kommunikation:
Krankenhausinformationssysteme, elektronische Patientenakten und Telekommunikationsplattformen ermöglichen einen schnellen Austausch von Informationen. Es ist wichtig, dass der Krankenpfleger mit diesen Instrumenten vertraut ist, um eine effiziente Datenübertragung zu gewährleisten.

3. Interdisziplinäre Treffen:
Diese regelmäßigen Treffen zwischen Fachleuten verschiedener Spezialisierungen fördern den direkten Austausch, um Fälle zu besprechen, Behandlungspläne zu erstellen und Patienten zu betreuen.

4. Die Kontinuität der Pflege:
Wenn ein Patient von einer Abteilung in eine andere verlegt wird oder wenn sein Zustand eine häusliche Pflege erfordert, ist die Kommunikation zwischen den Abteilungen entscheidend, um einen reibungslosen Übergang und eine kontinuierliche Pflege zu gewährleisten.

5. Die Herausforderungen der Kommunikation:
Trotz der Bedeutung der Kommunikation können Barrieren bestehen. Ob es sich nun um technologische Barrieren, Zeitmangel, medizinische Hierarchien oder Meinungsverschiedenheiten handelt, es ist wichtig, sich dieser Herausforderungen bewusst zu sein und daran zu arbeiten, sie zu überwinden.

6. Die Rolle des Erziehers:
Neben der Kommunikation mit anderen Berufsgruppen spielt der Krankenpfleger in der Nephrologie häufig auch die Rolle eines Erziehers. Ob es nun darum geht, eine andere Abteilung über die Besonderheiten der Nephrologie zu informieren oder sich selbst weiterzubilden, die Fähigkeit, klar und pädagogisch zu kommunizieren, ist von unschätzbarem Wert.

7. Die Einhaltung der Vertraulichkeit:

Jede Kommunikation muss unter Wahrung der ärztlichen Schweigepflicht und der Vertraulichkeit der Patientendaten erfolgen. Es ist von entscheidender Bedeutung, dass nur die direkt an der Behandlung des Patienten beteiligten Fachkräfte Zugang zu den relevanten Daten haben.

In der heutigen dynamischen und vernetzten medizinischen Umgebung ist die abteilungsübergreifende Kommunikation eine Schlüsselkompetenz für alle Angehörigen der Gesundheitsberufe. Für den/die Krankenpfleger/in in der Nephrologie gewährleistet sie eine ganzheitliche, integrierte und effiziente Patientenversorgung, während sie gleichzeitig die interdisziplinären Verbindungen stärkt und eine Kultur der Zusammenarbeit und des gegenseitigen Respekts fördert.

Mentoring-Programme und beruflichem Austausch.

In der sich ständig verändernden medizinischen Welt sind Weiterbildung und Wissensaustausch Schlüsselfaktoren, um eine optimale Patientenversorgung zu gewährleisten. Für Krankenpfleger/innen in der Nephrologie bieten Mentoring und berufliche Austauschprogramme einzigartige Möglichkeiten zum Lernen, zur beruflichen Weiterentwicklung und zum Erfahrungsaustausch.

1. Mentoring: ein Sprungbrett für junge Fachkräfte.

Krankenpfleger/innen, die ihre Karriere in der Nephrologie beginnen, können sich manchmal von der Komplexität des Fachgebiets überfordert fühlen. Einen Mentor, eine erfahrene Fachkraft, zu haben, kann ein Rettungsanker sein. Dieser Leitfaden mit seinem Erfahrungsschatz kann dabei helfen, die klinischen, emotionalen und ethischen

Herausforderungen zu navigieren, denen man im Alltag begegnet.

2. Die Weitergabe von Wissen.
Das Mentoring kommt nicht nur dem Mentee zugute. Es ist eine Gelegenheit für erfahrene Krankenpfleger/innen, ihr Wissen weiterzugeben, ihre Leidenschaft für ihr Fachgebiet zu erneuern und zur Weiterentwicklung ihres Berufsstandes beizutragen.

3. Beruflicher Austausch: über die Grenzen hinaus.
Die Gelegenheit, in einer anderen Abteilung, einer anderen Klinik oder sogar in einem anderen Land zu arbeiten oder zu hospitieren, kann eine erfrischende Perspektive bieten. Diese Austauschprogramme ermöglichen es Krankenpflegern, ein tieferes Verständnis von bewährten Verfahren, Innovationen und unterschiedlichen Ansätzen in der Pflege zu erlangen.

4. Networking und Zusammenarbeit.
Diese Programme fördern den Aufbau von beruflichen Netzwerken. Die aufgebauten Beziehungen können von unschätzbarem Wert sein, wenn es um den Austausch von Informationen, die Zusammenarbeit bei Forschungsprojekten oder sogar die Beratung bei komplexen Fällen geht.

5. Die Herausforderungen der Anpassung.
Obwohl ein beruflicher Austausch bereichernd ist, kann er auch anspruchsvoll sein. Die Anpassung an ein neues Umfeld, eine andere Kultur oder andere Praktiken kann eine Herausforderung darstellen. Diese Herausforderungen führen jedoch oft zu beruflichem und persönlichem Wachstum.

6. Die institutionelle Unterstützung.
Für den Erfolg dieser Programme ist eine institutionelle

Unterstützung von entscheidender Bedeutung. Krankenhäuser, Kliniken und Berufsverbände spielen eine Schlüsselrolle bei der Einrichtung, Finanzierung und Förderung solcher Initiativen.

7. Die Bedeutung von Feedback.
Ob in einem Mentorenprogramm oder bei einem beruflichen Austausch - Feedback ist von entscheidender Bedeutung. Es hilft, das Lernen zu lenken, Kompetenzen zu stärken und Defizite zu beheben.

Mentoring und beruflicher Austausch bieten Krankenpflegern in der Nephrologie unschätzbare Möglichkeiten zum Lernen, zur Zusammenarbeit und zur beruflichen Weiterentwicklung. In einem Beruf, in dem sich das Wissen schnell weiterentwickelt, stellen diese Programme sicher, dass Krankenpfleger/innen auf dem neuesten Stand ihres Fachgebiets bleiben und bereit sind, ihren Patienten die bestmögliche Versorgung zu bieten.

Kapitel 13:
DIE VERWALTUNG UND DIE FÜHRUNGSROLLE IN DER NEPHROLOGIE

Die Entwicklung hin zu Managementrollen.

Jede Fachkraft im Gesundheitswesen, insbesondere im Bereich der Nephrologie, beginnt ihre Karriere mit einer soliden technischen und klinischen Ausbildung. Mit der Zeit, der Erfahrung und dem Wunsch, einen Beitrag in größerem Umfang zu leisten, fühlen sich viele jedoch zu Managementrollen hingezogen. Diese Positionen bieten eine einzigartige Gelegenheit, die Patientenversorgung, die klinischen Prozesse und sogar die institutionelle Kultur zu gestalten.

1. Von der klinischen zur Managementfunktion:
Der Übergang von einem klinischen Krankenpfleger zu einer Managementrolle erfordert oft eine Umstellung sowohl der Fähigkeiten als auch der Denkweise. Es geht nicht mehr nur um das Wohlbefinden des Patienten, sondern auch um das optimale Funktionieren einer ganzen Einheit oder Abteilung.

2. Die wichtigsten Managementkompetenzen:
Neben den klinischen Fähigkeiten muss ein Krankenpfleger/eine Krankenpflegerin im Management auch Kenntnisse in Personalmanagement, Führung, strategischer Planung, Budgetverwaltung und datengestützter Entscheidungsfindung besitzen.

3. Die Herausforderungen des Übergangs:
Der Wechsel in eine Führungsrolle kann Herausforderungen mit sich bringen, wie den Umgang mit ehemaligen Kollegen, das Treffen unpopulärer Entscheidungen oder die Notwendigkeit, manchmal divergierende klinische und administrative Ziele miteinander in Einklang zu bringen.

4. Die Auswirkungen auf die Patientenversorgung:
Auch in einer Führungsposition bleibt das Hauptziel die Verbesserung der Qualität der Patientenversorgung. Ein Krankenpfleger kann durch die Optimierung von Prozessen, die Förderung evidenzbasierter Praktiken und die Schaffung einer Kultur der Patientensicherheit einen erheblichen Einfluss ausüben.

5. Die weitere Ausbildung:
Die Entwicklung hin zu Managementrollen erfordert oft eine zusätzliche Ausbildung, sei es eine kurze Ausbildung in Führungsqualitäten oder ein Master in Gesundheitsverwaltung.

6. Möglichkeiten zur Bildung von Netzwerken:
Managementrollen bieten die Möglichkeit, sich mit Führungskräften und Entscheidungsträgern aus verschiedenen Bereichen zu vernetzen, von bewährten Verfahren anderer Institutionen zu lernen und zum nationalen Diskurs über das Gesundheitswesen beizutragen.

7. Das Gleichgewicht zwischen Management und Klinik:
Einige leitende Krankenpfleger entscheiden sich dafür, eine - wenn auch reduzierte - klinische Rolle beizubehalten, um mit der Praxis in Kontakt zu bleiben, ihre Fähigkeiten auf dem neuesten Stand zu halten und bei ihrem Team glaubwürdig zu bleiben.

Die Entwicklung hin zu Managementrollen ist ein lohnender Weg, der es Krankenpflegern in der Nephrologie ermöglicht, einen größeren Einfluss auf das Gesundheitssystem zu nehmen. Sie erfordert zwar Anpassung und den Erwerb neuer Fähigkeiten, bietet aber auch die Möglichkeit, die Qualität der Pflege, die Zufriedenheit der Patienten und das Wohlbefinden der Teams positiv zu beeinflussen.

Die Bedeutung der klinischen Führung.

Die Welt des Gesundheitswesens ist einem ständigen Wandel unterworfen, der sowohl in klinischer Hinsicht als auch in Bezug auf das Management immer größere Herausforderungen mit sich bringt. In diesem Zusammenhang wird klinische Führung nicht nur zu einer Schlüsselkompetenz, sondern auch zu einem entscheidenden Faktor, um die Richtung der Gesundheitsfürsorge zu lenken und zu beeinflussen. Für Krankenpfleger in der Nephrologie ist es von entscheidender Bedeutung, diese Führungsrolle zu verstehen und zu verkörpern.

1. Klinische Führung definiert:
Im Gegensatz zum reinen Management konzentriert sich die klinische Führung auf die Verbesserung der Gesundheitsversorgung durch die klinische Praxis. Es geht darum, Kollegen anzuleiten, zu beeinflussen und zu inspirieren, um eine Kultur der klinischen Exzellenz zu fördern.

2. Über die technische Kompetenz hinaus:
Während die klinische Kompetenz geschätzt wird, geht die Führung darüber hinaus. Sie umfasst die Fähigkeit zur Zusammenarbeit, zur effektiven Kommunikation, zur

Problemlösung und zu Innovationen zum Wohle der Patienten.

3. Die Rolle der leitenden Krankenpfleger:
Krankenpfleger sind aufgrund ihrer ständigen Nähe zu den Patienten in einer idealen Position, um Bereiche zu beobachten und zu identifizieren, in denen Verbesserungen erforderlich sind. Sie können zu Befürwortern von Veränderungen und Innovationen in der Pflege werden.

4. Einfluss auf die Organisationskultur:
Eine klinische Führungskraft trägt dazu bei, eine Kultur zu schaffen, in der hervorragende Pflege an erster Stelle steht, die Sicherheit des Patienten im Mittelpunkt steht und jedes Teammitglied wertgeschätzt wird.

5. Vorteile für die Patienten:
Eine starke klinische Führung führt zu einer besseren Versorgung, einer höheren Patientensicherheit und einem besseren Gesamterlebnis für die Patienten.

6. Kontinuierliche berufliche Weiterentwicklung:
Klinische Führung erfordert ein Engagement für das Lernen und die persönliche Entwicklung. Dies könnte die Teilnahme an Schulungen und Seminaren oder den Erwerb zusätzlicher Qualifikationen beinhalten.

7. Herausforderungen der klinischen Führung:
Eine Führungsrolle zu übernehmen bedeutet manchmal, mit Widerständen konfrontiert zu werden, Konflikte zu bewältigen und schwierige Entscheidungen zu treffen. Diese Herausforderungen sind jedoch auch Chancen für Wachstum und Bestätigung.

8. Mentoring und Führung:
Viele führende Krankenpfleger betonen, wie wichtig es war, einen Mentor zu haben, der sie auf ihrem Weg begleitet

hat. Umgekehrt haben sie als Führungskräfte die Verantwortung, die nächste Generation zu betreuen.

Klinische Führung ist ein unverzichtbares Element in der Dynamik der heutigen Gesundheitsversorgung. Für Krankenpfleger/innen in der Nephrologie kann die Übernahme dieser Rolle einen tiefgreifenden und nachhaltigen Einfluss haben, nicht nur auf ihre Karriere, sondern vor allem auf die Qualität der Patientenversorgung. Es ist eine Einladung, sowohl ein kompetenter Kliniker als auch ein Visionär zu sein, der ständig danach strebt, die Landschaft der Gesundheitsversorgung zu verbessern.

Konfliktmanagement und die Förderung eines positiven Arbeitsumfelds.

Krankenpfleger/innen in der Nephrologie sind mit der Dynamik von Krankenhäusern und Gesundheitseinrichtungen konfrontiert und sehen sich häufig mit stressigen und manchmal konfliktreichen Situationen konfrontiert. Mit diesen Situationen umzugehen und gleichzeitig ein ruhiges und produktives Arbeitsklima zu fördern, ist eine Kunst für sich und eine Fähigkeit, die für das Wohlbefinden sowohl der Fachkräfte als auch der Patienten von entscheidender Bedeutung ist.

1. Erkennen von Konflikten:
Bevor Sie mit einem Konflikt umgehen, ist es entscheidend, ihn zu erkennen. Die Anzeichen können subtil sein, wie z. B. eine Veränderung in der Kommunikation zwischen Kollegen oder eine spürbare Spannung in der Luft, oder offensichtlicher, wie z. B. verbale Meinungsverschiedenheiten.

2. Verstehen Sie die Ursprünge des Konflikts:

Konflikte können aus vielen Gründen entstehen: Meinungsverschiedenheiten, Arbeitsstress, Beziehungsprobleme oder Missverständnisse. Wenn Sie diese Ursachen verstehen, können Sie einen geeigneten Lösungsansatz wählen.

3. Wirksame Kommunikationstechniken:

Aktives Zuhören, Reformulierung und offene Fragen sind wertvolle Werkzeuge, um eine angespannte Situation zu entschärfen und den Standpunkt des anderen zu verstehen.

4. Mediation als Lösung:

In manchen Fällen kann eine neutrale dritte Person, die die Kommunikation erleichtert, dazu beitragen, eine gemeinsame Basis zu finden und den Konflikt zu lösen.

5. Vorbeugen statt heilen:

Die Einführung von Kommunikationsprotokollen, regelmäßigen Teamsitzungen und Schulungen zur Konfliktbewältigung können helfen, Konflikten vorzubeugen.

6. Die Wertschätzung von Vielfalt:

Teams bestehen oft aus Menschen mit unterschiedlichen Hintergründen. Die Wertschätzung dieser Vielfalt und das Verständnis für kulturelle oder Bildungsunterschiede können zu einem harmonischeren Umfeld beitragen.

7. Förderung des Wohlbefindens am Arbeitsplatz:

Entspannungsräume, Schulungen zur Stressbewältigung und die Anerkennung guter Arbeit sind allesamt Elemente, die ein positives Arbeitsumfeld fördern.

8. Konstruktives Feedback:

Die Fähigkeit, konstruktive Kritik nicht nur zu geben,

sondern auch zu empfangen, ist für das berufliche Wachstum und die Aufrechterhaltung einer gesunden Teamdynamik von entscheidender Bedeutung.

9. Die Rolle der Führungspersonen:
Führende Krankenpfleger spielen eine wichtige Rolle bei der Schaffung einer Kultur des Respekts, der gegenseitigen Unterstützung und der offenen Kommunikation.

10. Kontinuierliches Lernen:
Jeden Konflikt als Lernchance zu betrachten, hilft Ihnen, beruflich zu wachsen und die Beziehungen innerhalb des Teams zu stärken.

Konfliktmanagement und die Förderung eines positiven Arbeitsumfelds sind nicht nur "weiche" oder sekundäre Fähigkeiten. Sie sind grundlegend für den reibungslosen Betrieb einer nephrologischen Abteilung, für die Qualität der Patientenversorgung und für das geistige und emotionale Wohlbefinden der Fachkräfte. In einem so anspruchsvollen Bereich ist die Schaffung und Aufrechterhaltung eines ruhigen Arbeitsklimas eine tägliche Herausforderung, aber auch eine Belohnung an sich.

Kapitel 14:
FÖRDERUNG DER NIERENGESUNDHEIT IN DER GEMEINSCHAFT

Programme zur Bewusstseinsbildung und Prävention.

Die Nephrologie ist zwar zentral für die Behandlung von Nierenerkrankungen, spielt aber auch eine entscheidende Rolle bei der Prävention dieser Erkrankungen. Durch Aufklärung und Prävention kann die Zahl der Patienten, die schwere Behandlungen wie die Dialyse benötigen, deutlich reduziert und die Lebensqualität vieler Menschen erheblich verbessert werden. Für Krankenpfleger, die in der Nephrologie tätig sind, sind diese Programme von entscheidender Bedeutung, da sie ihnen die Möglichkeit geben, frühzeitig zu handeln und eine aufklärende und präventive Rolle zu spielen.

1. Verstehen Sie die Bedeutung von Prävention:
Es ist wichtig zu verstehen, warum die Prävention von entscheidender Bedeutung ist. Die frühzeitige Erkennung und Behandlung von Nierenerkrankungen kann spätere Komplikationen verhindern, wertvolle medizinische Ressourcen einsparen und die Lebensqualität der Patienten verbessern.

2. Identifizieren Sie Risikogruppen:
Bestimmte Gruppen können aufgrund ihrer Genetik, ihres Lebensstils oder ihrer Krankengeschichte ein höheres Risiko für die Entwicklung von Nierenerkrankungen haben. Durch die Identifizierung dieser Gruppen können die Präventionsbemühungen optimiert werden.

3. Aufklärung und Bewusstseinsbildung:
Informieren Sie die Öffentlichkeit über die Risikofaktoren für Nierenerkrankungen, die Symptome und die vorbeugenden Maßnahmen, die sie ergreifen können.

4. Workshops und Seminare:
Organisieren Sie Bildungsveranstaltungen, bei denen die Teilnehmer lernen, Fragen stellen und ein Screening durchführen können.

5. Zusammenarbeit mit anderen Fachgebieten:
Arbeiten Sie mit Spezialisten aus den Bereichen Diabetologie, Kardiologie und anderen Fachgebieten zusammen, da bestimmte Erkrankungen wie Diabetes und Bluthochdruck Risikofaktoren für Nierenerkrankungen sind.

6. Interventionen auf Gemeindeebene:
Erstellung von Präventionsprogrammen, die auf bestimmte Gemeinschaften ausgerichtet sind und deren Bedürfnisse, Kultur und Ressourcen berücksichtigen.

7. Durchführung von Kampagnen:
Nutzung von Medien, sozialen Netzwerken und anderen Plattformen, um zentrale Präventionsbotschaften zu verbreiten.

8. Schulung der Angehörigen der Gesundheitsberufe:
Sicherstellen, dass alle Angehörigen der Gesundheitsberufe, nicht nur die der Nephrologie, über bewährte Verfahren zur Prävention von Nierenerkrankungen informiert sind.

9. Nachbetreuung von Patienten:
Einrichtung eines Nachverfolgungssystems für Patienten mit Risikofaktoren, um Anomalien frühzeitig zu erkennen.

10. Bewertung der Programme:
Regelmäßige Messung der Wirksamkeit von Sensibilisierungs- und Präventionsprogrammen, um sie entsprechend anzupassen.

Krankenpfleger/innen in der Nephrologie sind nicht nur Schlüsselfiguren bei der Behandlung von Nierenerkrankungen, sondern auch bei deren Prävention. Durch Aufklärungs- und Präventionsprogramme können sie einen echten und nachhaltigen Einfluss auf die Nierengesundheit von Einzelpersonen und Gemeinden haben und gleichzeitig die Gesamtbelastung des Gesundheitssystems durch Nierenerkrankungen verringern.

Die Rolle des Krankenpflegers in der Nephrologie bei der Gemeindeerziehung.

Über das Krankenhaus hinaus erstreckt sich die Tätigkeit des Krankenpflegers in der Nephrologie auch auf die Gemeinschaft und übernimmt die Rolle eines Erziehers, Leiters und Beraters. Die Bedeutung der Aufklärung der Gemeinschaft über Nierenerkrankungen, deren Prävention und die damit verbundene Pflege ist für ein besseres Management der öffentlichen Gesundheit von entscheidender Bedeutung.

1. Erzieher im Bereich der öffentlichen Gesundheit:
Krankenpfleger/innen für Nephrologie verfügen über eine Fülle von Informationen über Risikofaktoren, Prävention und Behandlung von Nierenerkrankungen. Als Aufklärer können sie Seminare, Workshops und Präsentationen organisieren, um die Öffentlichkeit darüber zu informieren, wie man Nierenerkrankungen vorbeugen kann.

2. Screening in der Gemeinschaft:
Sie können Screening-Kampagnen in der Gemeinde

durchführen, um Risikopersonen oder Personen, bei denen eine Nierenerkrankung beginnt, frühzeitig zu identifizieren und so eine schnelle und wirksame Behandlung zu gewährleisten.

3. Beratung zu den Lebensgewohnheiten:
Der Einfluss der Lebensgewohnheiten auf die Nierengesundheit ist beträchtlich. Der Krankenpfleger kann die Gemeinschaft über gute Ernährungsgewohnheiten, die Bedeutung von körperlicher Aktivität und den Umgang mit chronischen Krankheiten wie Diabetes und Bluthochdruck aufklären.

4. Verbindung mit anderen Angehörigen der Gesundheitsberufe:
Krankenpfleger/innen für Nephrologie können mit anderen Gesundheitsfachkräften, wie Ernährungswissenschaftlern oder Sozialarbeitern, zusammenarbeiten, um die Gemeinschaft umfassend zu unterstützen.

5. Förderung der Nierengesundheit:
Dabei wird die Bedeutung der Nieren für die allgemeine Gesundheit hervorgehoben und es werden Maßnahmen für eine gute Nierenfunktion ergriffen.

6. Psychosoziale Unterstützung:
Die Diagnose einer Nierenerkrankung kann sehr erschütternd sein. Der Krankenpfleger kann eine wichtige Rolle spielen, indem er emotionale Unterstützung bietet, Fragen beantwortet und Patienten und ihren Familien Sicherheit vermittelt.

7. Ausbildung und Mentoring:
Indem sie andere Krankenpfleger oder Gesundheitsfachkräfte in der Nephrologie ausbilden, sorgen sie für eine bessere Verbreitung von Informationen und eine breitere Unterstützung der Gemeinschaft.

8. Anpassung an die Kultur:

Jede Gemeinschaft hat ihre eigenen kulturellen Besonderheiten. Krankenpfleger/innen müssen in der Lage sein, ihre Botschaften und Bildungsmethoden so anzupassen, dass sie für die verschiedenen Zielgruppen relevant sind und Resonanz finden.

9. Unterstützung der Familien:

Indem sie nicht nur die Patienten, sondern auch ihre Familien aufklären, sorgen Krankenpfleger/innen für ein besseres Verständnis und einen besseren Umgang mit der Krankheit zu Hause.

10. Nachsorge nach dem Krankenhausaufenthalt:

Die Entlassung aus dem Krankenhaus bedeutet nicht das Ende der Rolle des Krankenpflegers. Durch die Nachsorge in der Gemeinde stellen sie sicher, dass die Patienten weiterhin die notwendige Pflege und Unterstützung erhalten.

Krankenpfleger/innen in der Nephrologie sind nicht nur Pfleger/innen in Krankenhäusern, sondern auch eine wichtige Stütze des öffentlichen Gesundheitswesens. Durch Gemeinschaftserziehung spielt er oder sie eine entscheidende Rolle bei der Prävention von Nierenerkrankungen und der Unterstützung von Patienten, die an Nierenerkrankungen leiden. Diese Erweiterung der traditionellen Rolle des Krankenpflegers unterstreicht die Vielseitigkeit und die Bedeutung dieses Berufs in der globalen medizinischen Landschaft.

Mit Organisationen zusammenarbeiten Nichtregierungsorganisationen und Patientenorganisationen.

Die Zusammenarbeit zwischen Krankenpflegern in der Nephrologie und Nichtregierungsorganisationen (NGOs) sowie Patientenverbänden stellt für alle Beteiligten, insbesondere für die Patienten selbst, eine vorteilhafte Synergie dar. Durch diese Interaktionen können nicht nur die Qualität der Pflege und die Aufklärung verbessert werden, sondern auch Präventions- und Aufklärungsprogramme gestärkt werden.

1. Sensibilisierung und Bildung:
NGOs und Verbände verfügen oft über große Netzwerke und Ressourcen für die Durchführung von Sensibilisierungskampagnen. Durch die Zusammenarbeit mit diesen Organisationen können Krankenpfleger ein breiteres Publikum erreichen und genaue und relevante Informationen über die Nierengesundheit und die damit verbundene Pflege verbreiten.

2. Unterstützung für die Patienten:
Patientenorganisationen bieten häufig psychosoziale Unterstützung für Menschen mit Nierenerkrankungen und ihre Familien an. Krankenpfleger können ihre Patienten in Zusammenarbeit mit diesen Organisationen an diese wertvollen Ressourcen verweisen, um weitere Unterstützung zu erhalten.

3. Weiterbildung:
Einige NGOs bieten Fortbildungsprogramme für Gesundheitspersonal an. Krankenpfleger/innen können von diesen Kursen profitieren, um ihre Fähigkeiten zu

verbessern und mit den neuesten Entwicklungen in der Nephrologie Schritt zu halten.

4. Programme zur Prävention:

Durch die Zusammenarbeit mit NGOs, die sich auf Nierenerkrankungen konzentrieren, können Krankenpfleger/innen an Präventionsprogrammen teilnehmen oder diese initiieren, wie z. B. Gemeinde-Screenings oder Impfkampagnen.

5. Ressourcen und Materialien:

Verbände und NGOs können häufig materielle Ressourcen, Leitfäden, Broschüren oder sogar medizinisches Material bereitstellen, das Krankenpfleger in ihrer täglichen Praxis oder zur Aufklärung ihrer Patienten verwenden können.

6. Forschung und klinische Studien:

Einige NGOs sind an der Erforschung von Nierenerkrankungen beteiligt. Durch die Zusammenarbeit mit diesen Organisationen können Krankenpfleger/innen an klinischen Studien teilnehmen, zur Entwicklung neuer Behandlungsmethoden beitragen oder ihre klinischen Beobachtungen weitergeben.

7. Anwaltschaft und Lobbyarbeit:

Mit der Unterstützung starker Verbände können Krankenpfleger/innen sich für die Verbesserung der Gesundheitspolitik einsetzen, Forschungsmittel einwerben oder für höhere Standards in der nephrologischen Versorgung plädieren.

8. Kultureller und internationaler Austausch:

Viele NGOs sind international tätig. Krankenpfleger/innen können diese Netzwerke nutzen, um Wissen, Praktiken und Erfahrungen mit Kollegen/innen aus anderen Ländern auszutauschen.

9. Aufbau von Netzwerken:
Die Zusammenarbeit mit NGOs und Verbänden bietet Krankenpflegern eine hervorragende Möglichkeit zur Vernetzung, zum Aufbau beruflicher Beziehungen und zum Austausch von Ideen und Ressourcen.

10. Entwicklung der beruflichen Laufbahn:
Krankenpfleger, die aktiv mit NGOs und Verbänden zusammenarbeiten, können auch die Möglichkeit haben, sich beruflich weiterzuentwickeln, indem sie Führungs- oder Managementaufgaben in diesen Organisationen übernehmen.

Die Partnerschaft zwischen nephrologischen Krankenpflegern, NGOs und Patientenorganisationen ist eine Win-Win-Beziehung. Jede Seite bringt ihre Fähigkeiten und Ressourcen ein, was zu einer besseren Patientenversorgung, einem erhöhten Bewusstsein und einer allgemeinen Stärkung der nephrologischen Versorgung führt. Diese Kooperationen bereichern die medizinische Landschaft und verbessern das Leben von Patienten mit Nierenerkrankungen.

Kapitel 15:
RECHTLICHE FRAGEN
UND NEPHROLOGIE

Gesetzgebung rund um die Praxis des Krankenpflegers/der Krankenpflegerin in der Nephrologie.

Die Nephrologie unterliegt, wie alle Bereiche der Medizin, einer genauen Gesetzgebung, die nicht nur die Rechte der Patienten, sondern auch die Verantwortlichkeiten und Kompetenzen des Gesundheitspersonals, einschließlich der Krankenpfleger, festlegt. Dieser gesetzliche Rahmen garantiert die Qualität der Patientenversorgung, aber auch die Sicherheit der Pflegenden. Es ist daher unerlässlich, dass jeder Krankenpfleger in der Nephrologie mit diesen Gesetzen vertraut ist.

1. Qualifikation und Ausbildung:
Das erste rechtliche Anliegen ist die Qualifikation. Um als Krankenpfleger in der Nephrologie arbeiten zu können, muss man in der Regel nach dem Krankenpflegediplom eine spezielle Ausbildung absolvieren und bei einer Regulierungsbehörde registriert sein.

2. Umfang der praktischen Tätigkeit:
Das Gesetz legt den Tätigkeitsbereich von Krankenpflegern in der Nephrologie klar fest: welche Handlungen sie unter welcher Aufsicht und unter welchen Bedingungen durchführen dürfen. Dies umfasst Verfahren wie den Zugang zu Gefäßzugängen, die Verabreichung bestimmter Medikamente oder die Überwachung während der Dialyse.

3. Verantwortlichkeit:

Krankenpfleger/innen sind wie alle Angehörigen der Gesundheitsberufe für ihre Handlungen und Unterlassungen rechtlich verantwortlich. Sie müssen ihre Tätigkeit mit Kompetenz, Sorgfalt und Integrität ausüben. Das Gesetz legt auch fest, in welchem Umfang sie für berufliches Fehlverhalten haftbar gemacht werden können.

4. Einwilligung nach Aufklärung:

Vor jedem Eingriff muss der Patient seine Einwilligung geben. Der Krankenpfleger ist häufig dafür verantwortlich, dass der Patient das Verfahren, seine Vorteile und Risiken sowie die verfügbaren Alternativen verstanden hat.

5. Vertraulichkeit:

Das Gesetz schreibt strenge Regeln für die Vertraulichkeit der medizinischen Daten von Patienten vor. Krankenpfleger/innen müssen darauf achten, dass diese Daten geschützt sind, unabhängig davon, ob sie in Papierform, elektronisch oder mündlich vorliegen.

6. Rechte der Patienten:

Dazu gehören das Recht auf Würde, die Achtung der eigenen Person, das Recht auf Information und das Recht, eine Behandlung abzulehnen.

7. Zusammenarbeit mit anderen Fachkräften:

In den Rechtsvorschriften ist auch festgelegt, wie Krankenpfleger mit anderen Fachkräften zusammenarbeiten müssen, z. B. mit Ärzten, anderen Krankenpflegern, Dialysetechnikern und Sozialarbeitern.

8. Klinische Forschung:

Wenn ein Krankenpfleger an der klinischen Forschung beteiligt ist, muss er/sie sich der spezifischen Gesetze zur Forschung am Menschen bewusst sein, insbesondere im

Hinblick auf Einwilligung, Vertraulichkeit und Patientensicherheit.

9. Kontinuität der Pflege:
Die Rechtsvorschriften können sich auch darauf beziehen, dass Krankenpfleger die Kontinuität der Pflege gewährleisten müssen, selbst wenn ein Patient verlegt oder das Team gewechselt wird.

Die Gesetzgebung rund um die Praxis des Krankenpflegers in der Nephrologie ist ein wesentlicher Bestandteil der Gewährleistung einer qualitativ hochwertigen und sicheren Pflege. Es ist daher für jeden Krankenpfleger von entscheidender Bedeutung, sich regelmäßig über Aktualisierungen und Entwicklungen der Gesetzgebung zu informieren, damit er stets im Einklang mit den Rechten der Patienten und den beruflichen Standards praktizieren kann.

Die Rechte von Patienten und Angehörigen der Gesundheitsberufe.

In der Welt der Medizin ist das schwierige Gleichgewicht zwischen der optimalen Versorgung der Patienten und der Achtung der Angehörigen der Gesundheitsberufe ein zentrales Anliegen des täglichen Lebens. Jeder Mensch, ob Patient oder Angehöriger der Gesundheitsberufe, erhält Grundrechte, die respektiert und geschützt werden müssen.

Auf der Seite der Patienten ist das Recht auf Information von größter Bedeutung. Jeder Patient hat das Recht, über seinen Gesundheitszustand, die vorgeschlagenen Maßnahmen, ihre Vorteile und ihre potenziellen Risiken informiert zu werden. Dies ermöglicht es ihm, fundierte Entscheidungen über seine Behandlung zu treffen. Diese Transparenz, die für eine respektvolle Behandlung unerlässlich ist, beinhaltet auch das Recht, eine Behandlung abzulehnen, deren Änderung zu verlangen oder eine zweite Meinung einzuholen.

Die Aufklärung endet jedoch nicht mit der medizinischen Dimension allein. Der Patient hat auch das Recht, über seine Rechte aufgeklärt zu werden, insbesondere in Bezug auf die Vertraulichkeit seiner medizinischen Daten. Jeder Patient hat das Recht auf Zugang zu seiner Krankenakte und kann Korrekturen verlangen, wenn Fehler festgestellt werden.

Darüber hinaus ist das Recht auf Würde und Respekt von grundlegender Bedeutung. Unabhängig von seinem Gesundheitszustand, seiner sozialen Situation oder seiner Herkunft verdient jeder Patient, mit Würde und ohne Diskriminierung behandelt zu werden. Dies umfasst auch das Recht auf Privatsphäre und Vertraulichkeit, wodurch sichergestellt wird, dass intime oder sensible Details seines Lebens und seiner Gesundheit nicht ohne seine Zustimmung offengelegt werden.

Die Rechte der Angehörigen der Gesundheitsberufe drehen sich häufig darum, dass sie ihren Beruf unter würdigen und sicheren Bedingungen ausüben können. Sie haben das Recht auf ständige Weiterbildung, um ihre Fähigkeiten zu aktualisieren und eine qualitativ hochwertige Versorgung zu gewährleisten. Sie haben auch das Recht, in einem sicheren Umfeld zu arbeiten, in dem das Risiko eines Angriffs oder einer Gefährdung minimiert wird.

Das Recht auf freie Meinungsäußerung ist für Fachkräfte ebenso unerlässlich. Sie müssen sich austauschen, diskutieren und sich zu medizinischen oder ethischen Themen äußern können, ohne Repressalien befürchten zu müssen. Dieses Recht geht Hand in Hand mit ihrer Verantwortung, alle Handlungen oder Situationen zu melden, die den Patienten gefährden.

Die Zusammenarbeit ist ein weiterer Teil der Rechte von Fachkräften. Die Arbeit in einem Team beinhaltet das Recht, konstruktiv zusammenzuarbeiten, relevante Informationen über Patienten unter Wahrung der Vertraulichkeit auszutauschen und auf die Unterstützung von Kollegen zählen zu können.

Die Achtung der Rechte von Patienten und Angehörigen der Gesundheitsberufe ist ein Eckpfeiler einer qualitativ hochwertigen Medizin. Es ist ein heikler Tanz, bei dem sich jede Seite um die andere kümmert, alles in einem gemeinsamen Streben: dem Wohlbefinden und der Gesundheit jedes Einzelnen.

Umgang mit Beschwerden und Streitigkeiten.

Der Umgang mit Beschwerden und Streitfällen ist ein unumgänglicher Aspekt der medizinischen Praxis. Jede medizinische Einrichtung, egal wie gut sie ist, wird irgendwann mit Beschwerden von Patienten oder deren Angehörigen konfrontiert werden. Diese Situationen sind keineswegs Momente des Scheiterns, sondern sollten als Chancen für Wachstum, Lernen und Verbesserung der Qualität der Gesundheitsversorgung gesehen werden.

1. Identifizieren Sie die Quelle der Unzufriedenheit.
Der erste Schritt bei einer Beschwerde besteht darin, die Art der Beschwerde zu verstehen. Handelt es sich um ein Kommunikationsproblem, eine Meinungsverschiedenheit über den Behandlungsplan, eine negative Wahrnehmung der erhaltenen Pflege oder um einen echten medizinischen Fehler? Dieses Verständnis ist von entscheidender Bedeutung, da es die Richtung für die Lösung des Problems vorgibt.

2. Aktives Zuhören und Einfühlungsvermögen.

Zuhören ist ein mächtiges Werkzeug. Sehr oft haben der Patient oder seine Familie das Bedürfnis, sich auszudrücken, gehört und in ihren Emotionen anerkannt zu werden. Empathie, die Fähigkeit, sich in die Lage des anderen zu versetzen und seine Emotionen zu spüren, ist für die Entschärfung von Spannungen von entscheidender Bedeutung.

3. Geben Sie klare Antworten.

Sobald die Beschwerde klar identifiziert ist, ist es von größter Wichtigkeit, transparent auf sie zu reagieren. Wenn ein Fehler gemacht wurde, ist es entscheidend, diesen einzugestehen, sich dafür zu entschuldigen und zu erklären, welche Maßnahmen ergriffen wurden, um eine Wiederholung zu verhindern.

4. Einsetzen von Mediationen.

Bei manchen Streitigkeiten kann die Einschaltung eines Mediators erforderlich sein, einer neutralen Person, die die Kommunikation zwischen den verschiedenen Parteien erleichtert und dabei hilft, eine gemeinsame Basis zu finden.

5. Genaue Dokumentation.

Jede Beschwerde und jeder Streitfall muss akribisch dokumentiert werden. Diese Dokumentation sollte die Art der Beschwerde, die beteiligten Personen, die Maßnahmen, die zur Lösung der Beschwerde ergriffen wurden, und den Ausgang der Beschwerde beinhalten.

6. Systematische Analyse.

Beschwerden sollten systematisch analysiert werden, nicht nur um den aktuellen Streitfall zu lösen, sondern auch um mögliche wiederkehrende Muster oder Probleme zu erkennen. Diese Analyse ist eine wertvolle

Informationsquelle für die kontinuierliche Verbesserung der Pflege.

7. Ausbildung und Prävention.

Der beste Weg, mit Streitigkeiten umzugehen, ist, ihnen vorzubeugen. Die Weiterbildung von Fachkräften, die Einführung klarer Protokolle und die Förderung einer transparenten Kommunikation zwischen Patienten und Pflegekräften sind allesamt Instrumente, um das Risiko von Konflikten zu verringern.

8. Unterstützung für die Fachkräfte.

Mit einer Beschwerde konfrontiert zu werden, kann für Pflegekräfte emotional belastend sein. Daher ist es wichtig, dass sie formelle und informelle Unterstützung bei der Bewältigung dieser Herausforderung erhalten.

Der Umgang mit Beschwerden und Streitfällen ist ein komplexer Prozess, der aufmerksames Zuhören, eine klare Kommunikation und den Willen zur ständigen Verbesserung erfordert. In diesem heiklen Tanz bewegen sich Patient und Fachkraft gemeinsam, mit der gemeinsamen Hoffnung auf ein immer leistungsfähigeres und respektvolleres Gesundheitssystem.

Kapitel 16:
BERUFLICHE ENTWICKLUNG
UND WEITERBILDUNG

Spezialisierungen in der Nephrologie.

Die Nephrologie als medizinisches Fachgebiet, das sich auf die Nieren und Nierenerkrankungen konzentriert, bietet eine Vielzahl von Unterdisziplinen für diejenigen, die ihr Fachwissen noch weiter verfeinern möchten. Diese Spezialisierungen ermöglichen eine Vertiefung der Kenntnisse und Fähigkeiten in bestimmten Bereichen und gewährleisten so eine optimale Versorgung von Patienten mit besonderen Bedürfnissen.

1. Nierentransplantation.
Dies ist eine wichtige Unterspezialisierung, die sich mit dem Ersatz von versagenden Nieren durch eine gesunde Niere befasst, die in der Regel von einem Spender stammt. Die Fachkräfte in diesem Bereich koordinieren den Transplantationsprozess von der Auswahl des Spenders bis zur postoperativen Betreuung des Empfängers.

2. Pädiatrische Dialyse.
Die pädiatrische Nephrologie ist eine Spezialisierung, die sich auf die Nierenversorgung von Kindern von der Geburt bis zum Jugendalter konzentriert. Sie befasst sich mit den einzigartigen Nierenerkrankungen dieser Bevölkerungsgruppe und der Art und Weise, wie diese mit Entwicklung und Wachstum interagieren.

3. Interventionelle Nephrologie.
Dieses Fachgebiet befasst sich mit Verfahren, mit denen Nierenerkrankungen ohne offene Operation identifiziert und

behandelt werden können, z. B. Katheterisierung oder Nierenbiopsie.

4. Nephropathologie.
Sie konzentriert sich auf die mikroskopische Untersuchung von Nierenerkrankungen, um eine genaue Diagnose zu stellen und die Behandlung zu lenken.

5. Erblich bedingte Nierenerkrankungen.
Hier geht es um das Verständnis und die Behandlung von Nierenerkrankungen, die genetisch vererbt werden, wie z. B. polyzystische Nierenerkrankung.

6. Bluthochdruck.
Obwohl die Behandlung von Bluthochdruck multidisziplinär ist, sind Nephrologen aufgrund der engen Beziehung zwischen Blutdruck und Nierenfunktion häufig beteiligt.

7. Kritische Nephrologie.
Diese Unterdisziplin befasst sich mit Patienten mit akutem Nierenversagen oder schweren Komplikationen bei chronischen Nierenerkrankungen, die eine Behandlung auf der Intensivstation erfordern.

8. Glomerulopathien.
Sie konzentriert sich auf Erkrankungen, die die Glomeruli betreffen, die Funktionseinheiten der Nieren, die für die Filtration zuständig sind.

9. Nierenlithiasis (Nierensteinbildung).
Diese Spezialisierung befasst sich mit der Entstehung, dem Nachweis und der Behandlung von Nierensteinen.
Jede dieser Spezialisierungen bleibt zwar unter dem Dach der Nephrologie, erfordert jedoch eine spezifische Ausbildung und Erfahrung. Sie bieten Fachkräften die Chance, ihr Wissen zu vertiefen, ihre Fähigkeiten zu erweitern und einen bedeutenden Beitrag zur

medizinischen Wissenschaft und zum Wohlergehen der Patienten zu leisten.

Forschung in der Nephrologie: Warum und wie sollte man sich beteiligen?

Die Nephrologie entwickelt sich, wie andere medizinische Fachgebiete auch, unter dem Einfluss wissenschaftlicher und klinischer Fortschritte ständig weiter. Die Forschung in der Nephrologie ist von entscheidender Bedeutung für ein besseres Verständnis von Nierenerkrankungen, die Entwicklung innovativer Behandlungsmethoden und die Verbesserung der Lebensqualität der Patienten.

1. Warum in die Forschung gehen?
- **Verbesserung der Patientenversorgung.** Die Forschung führt häufig zu neuen Behandlungsmethoden, besseren diagnostischen Ansätzen und präventiven Maßnahmen.
- **Entwicklung des Berufsstandes.** Auf dem neuesten Stand des medizinischen Wissens zu sein, ermöglicht es Krankenpflegern in der Nephrologie, in einem sich verändernden medizinischen Umfeld relevant zu bleiben.
- **Beitrag zum medizinischen Wissen.** Forschung ist das Werkzeug, mit dem die Medizin Fortschritte macht, und jede Studie kann potenziell einen bedeutenden Beitrag leisten.
- **Berufliche Entwicklung.** Berufstätige, die sich in der Forschung engagieren, können neue Fähigkeiten erwerben, an Ansehen gewinnen und sich beruflich weiterentwickeln.

2. Wie kann man sich an der Forschung beteiligen?

- **Lassen Sie sich ausbilden.** Wenn Sie sich für die Forschung interessieren, ist es unerlässlich, sich weiterzubilden, sei es durch Kurse, Workshops oder spezielle Abschlüsse. Die ethischen, methodologischen und statistischen Grundsätze der Forschung müssen beherrscht werden.
- **Schließen Sie sich einem Forschungsteam an.** Viele Krankenhäuser und Institutionen haben Forschungsabteilungen oder -einheiten. Sie können Möglichkeiten zur Zusammenarbeit, zum Mentoring und zur direkten Beteiligung an Forschungsprojekten bieten.
- **Bauen Sie Kooperationen auf.** Forschung ist oft eine Teamleistung. Die Zusammenarbeit mit anderen Fachleuten, z. B. Ärzten, Pharmakologen oder Biologen, kann eine Studie bereichern.
- **Sich an klinischen Studien beteiligen.** Krankenpfleger/innen in der Nephrologie können eine zentrale Rolle bei der Durchführung klinischer Studien spielen, von der Auswahl der Patienten bis zur Erhebung und Auswertung der Daten.
- **Nehmen Sie an Konferenzen und Symposien teil.** Diese Veranstaltungen sind hervorragende Plattformen, um Arbeiten vorzustellen, Feedback zu erhalten und Netzwerke mit anderen Forschungsfachleuten aufzubauen.
- **Veröffentlichen und teilen.** Die Verbreitung von Ergebnissen ist in der Forschung von entscheidender Bedeutung. Das Veröffentlichen in wissenschaftlichen Zeitschriften, das Präsentieren auf Konferenzen oder sogar das Teilen auf digitalen Plattformen sind Möglichkeiten, um zum globalen Wissenskorpus beizutragen.

Sich in der nephrologischen Forschung zu engagieren, bietet die Möglichkeit, einen bedeutenden Beitrag zum

Fachgebiet und zur Gesundheit der Patienten zu leisten. Dies erfordert Neugier, Entschlossenheit und ständige Weiterbildung, aber die Belohnungen, sowohl auf beruflicher als auch auf persönlicher Ebene, können immens sein.

Die Bedeutung der Weiterbildung.

In einer Welt, in der Wissenschaft und Technologie in rasantem Tempo fortschreiten, kann die Bedeutung der Weiterbildung für Angehörige der Gesundheitsberufe nicht unterschätzt werden, insbesondere für diejenigen, die in so spezialisierten Bereichen wie der Nephrologie tätig sind.

Die Dynamik der medizinischen Entwicklung
Die Nephrologie befindet sich, wie so viele andere medizinische Bereiche, in einem ständigen Wandel. Neue Forschungsergebnisse verändern unser Verständnis von Nierenerkrankungen, es werden innovative Behandlungstechniken entwickelt und regelmäßig neue Medikamente eingeführt. Ohne eine ständige Aktualisierung ihres Wissens laufen Krankenpfleger und Ärzte Gefahr, überfordert zu sein und möglicherweise eine veraltete oder weniger wirksame Versorgung anzubieten.

Die Auswirkungen auf den Patienten
Eine gut ausgebildete und informierte Fachkraft ist in der Lage, eine bessere Pflege zu leisten, den Patienten angemessen über die Behandlungsmöglichkeiten zu informieren und bei Komplikationen schnell einzugreifen. Dies führt zu besseren Ergebnissen für die Patienten, weniger Nebenwirkungen und in einigen Fällen zu einem besseren Überleben.

Berufliche Entwicklung

Für Krankenpfleger/innen in der Nephrologie ist die Weiterbildung eine Gelegenheit zum beruflichen Wachstum. Sie ermöglicht nicht nur die Aufrechterhaltung und Erweiterung der klinischen Fähigkeiten, sondern auch die Erkundung neuer Fachgebiete oder die Übernahme von Führungs- oder Forschungsrollen.

Anpassung an die Technologie

Mit der Einführung neuer Technologien in der Dialyse und anderen diagnostischen Instrumenten ist es von entscheidender Bedeutung, dass die Fachkräfte in deren optimaler Anwendung geschult werden. Dabei geht es nicht nur um die Kenntnis der Geräte, sondern auch darum, wie sie sich in den Behandlungspfad des Patienten einfügen.

Stärkung des Vertrauens

Eine Fachkraft, die sich aktiv weiterbildet, wird oft als engagierter in ihrem Beruf wahrgenommen. Dies stärkt das Vertrauen von Patienten und Kollegen und fördert so eine bessere interprofessionelle Zusammenarbeit.

Ethische und regulatorische Herausforderungen

Die Nephrologie ist, wie andere medizinische Bereiche auch, mit ethischen Dilemmas konfrontiert, z. B. bei Transplantationen, Entscheidungen am Lebensende oder neuen Behandlungsmethoden. Durch ständige Weiterbildung bleiben Krankenpfleger/innen informiert und vorbereitet, um in diesen heiklen Situationen zu navigieren.

Die Weiterbildung in der Nephrologie ist weit mehr als nur eine berufliche Verpflichtung. Sie spiegelt das Engagement des Krankenpflegers/der Krankenpflegerin wider, eine optimale Pflege zu bieten, sich beruflich weiterzuentwickeln und sich sicher in einer sich ständig verändernden medizinischen Landschaft zu bewegen. Indem sie in ihre Ausbildung investieren, investieren

Krankenpfleger in ihre Zukunft, in die Qualität der von ihnen erbrachten Pflege und letztlich in das Leben und das Wohlergehen ihrer Patienten.

SCHLUSSFOLGERUNG

Die Zukunft der Nephrologie und die sich verändernde Rolle des Krankenpflegers.

In dem Maße, wie sich die medizinische Welt weiterentwickelt, unterliegt auch die Nephrologie, wie alle Fachgebiete, einem Wandel, der von der Forschung, der Technologie und den sich ändernden Bedürfnissen der Bevölkerung angetrieben wird. Dies wiederum prägt und definiert die Rolle der Krankenpfleger in der Nephrologie neu und fordert sie auf, in der Nierenpflege an vorderster Front zu stehen.

Technologische Fortschritte
Die zunehmende Einführung von Technologien, die von der Telemedizin bis hin zu hochmodernen Geräten zur Unterstützung der Dialyse reichen, bietet beispiellose Möglichkeiten zur Verbesserung der Versorgung von Patienten mit Nierenerkrankungen. Da Krankenpfleger häufig die ersten Anwender dieser Technologien am Krankenbett sind, werden sie zu Experten nicht nur für deren Einsatz, sondern auch für die Schulung ihrer Kollegen und die Sensibilisierung der Patienten werden.

Das Gewicht chronischer Krankheiten
Mit der Zunahme chronischer Krankheiten wie Diabetes und Bluthochdruck, die Hauptursachen für Nierenversagen sind, steigt auch der Bedarf an nephrologischer Pflege. Krankenpfleger/innen werden eine zentrale Rolle bei der Behandlung dieser Krankheiten, der Prävention von Nierenkomplikationen und der Aufklärung der Patienten über die Änderung ihres Lebensstils spielen.

Schwerpunkt auf Prävention

Da sich die Medizin zu einem stärker präventiven Ansatz entwickelt, werden Krankenpfleger/innen für Nephrologie die Vorkämpfer für die Aufklärung und Prävention von Nierenerkrankungen sein. Sie werden zunehmend im Vorfeld arbeiten, die Gemeinden aufklären und Risikopersonen identifizieren, lange bevor Symptome auftreten.

Verstärkte Zusammenarbeit

Die Betreuung von Patienten in der Nephrologie ist komplex und erfordert eine enge Zusammenarbeit zwischen verschiedenen Spezialisten. In Zukunft werden Krankenpfleger/innen eine zentrale Rolle bei der Koordination der Versorgung spielen und Hand in Hand mit Ärzten, Apothekern, Ernährungsberatern und anderen Gesundheitsfachkräften zusammenarbeiten.

Entwicklung zu Führungspositionen

In Anerkennung ihrer einzigartigen Fachkenntnisse wird erwartet, dass Krankenpfleger in der Nephrologie zunehmend Führungspositionen einnehmen werden, sei es in der Leitung von Dialyseeinheiten, in der klinischen Forschung oder in der Entwicklung von Gesundheitspolitiken.

Forschung und Innovation

Die Rolle der Krankenpfleger/innen wird sich auch auf den Bereich der Forschung erstrecken. Sie werden an klinischen Studien beteiligt sein, neue Behandlungsmethoden testen und mit ihren Beobachtungen und ihrem Fachwissen zur Wissenschaft der Nephrologie beitragen.

Die Zukunft der Nephrologie ist vielversprechend und herausfordernd. Während sich das Fachgebiet weiterentwickelt, sind Krankenpfleger/innen in der Nephrologie nicht nur Zeugen, sondern wichtige Akteure dieses Wandels. Sie werden auch weiterhin die Grundpfeiler der Patientenversorgung sein, während sie neue Horizonte erkunden, modernste Technologien übernehmen und eine immer größere Rolle bei der Gestaltung der Zukunft der Nierenpflege spielen.

Glossar häufig verwendeter medizinischer Fachbegriffe.

Metabolische Azidose: Ein Zustand, bei dem der Körper zu viel Säure produziert oder die Nieren nicht in der Lage sind, ausreichend Säure aus dem Körper zu entfernen.

Anurie: Keine oder extrem geringe Urinproduktion.

Azotämie: Eine erhöhte Konzentration von Stickstoff, insbesondere von Harnstoff, im Blut.

Stickstoffbilanz: Maß für die Menge an Stickstoff, die in den Körper gelangt (hauptsächlich durch Nahrungsproteine), im Vergleich zu der Menge an Stickstoff, die mit dem Urin ausgeschieden wird.

Katheter: Ein flexibler medizinischer Schlauch, der in den Körper eingeführt wird, um Flüssigkeiten zu verabreichen oder zu entfernen.

Dialysat: Eine Lösung, die bei der Dialyse zur Entfernung von Abfallprodukten aus dem Blut des Patienten verwendet wird.

EPO (Erythropoietin): Ein von den Nieren produziertes Hormon, das die Produktion von roten Blutkörperchen anregt.

Arteriovenöse Fistel: Eine chirurgische Verbindung zwischen einer Arterie und einer Vene, die in der Regel für die Dialyse hergestellt wird.

Glomeruli: Die kleinsten Filtereinheiten der Nieren, in denen das Blut gereinigt wird.

Hämodialyse: Eine Art der Dialyse, bei der das Blut außerhalb des Körpers mithilfe einer Maschine gereinigt wird.

Hyperkaliämie: Ein hoher Kaliumspiegel im Blut.

Hypertonie: Hoher Blutdruck.

Niereninsuffizienz: Unfähigkeit der Nieren, das Blut richtig zu filtern.

Nephron: Funktionseinheit der Niere, die aus einem Glomerulus und Tubuli besteht.

Nephropathie: Eine Erkrankung der Nieren.

Osmolarität: Die Konzentration einer Lösung, die häufig zur Beschreibung der Urinkonzentration verwendet wird.

Polyurie: Produktion und Ausscheidung großer Urinmengen.

Proteinurie: Eine abnormale Menge an Protein im Urin.

Renin: Ein Enzym, das von den Nieren produziert wird und bei der Regulierung des Blutdrucks eine Rolle spielt.

Nierentransplantation: Chirurgische Transplantation einer Niere von einem Spender auf einen Empfänger.

Urämie: Eine erhöhte Konzentration von Harnstoff und anderen stickstoffhaltigen Abfallstoffen im Blut, die in der Regel auf Nierenversagen zurückzuführen ist.

Ureter: Röhre, die den Urin von der Niere zur Blase transportiert.

Blase: Bezeichnung für die Harnblase, ein Organ, das den Urin speichert.

Dies ist eine Übersicht über die in der Nephrologie häufig verwendeten medizinischen Fachbegriffe. Für jede medizinische Fachkraft in der Nephrologie ist es von entscheidender Bedeutung, diese Begriffe zu verstehen, um den Patienten eine optimale Versorgung bieten zu können. Dieses Glossar kann um speziellere und technische Begriffe erweitert werden, die auf die Bedürfnisse der speziellen Leserschaft zugeschnitten sind.

Zusätzliche Ressourcen für das Lernen und die Weiterbildung.

- Bücher und Handbücher:
  - "Handbuch der Nephrologie" von Dr. Jean-Paul Cristol und Dr. Philippe Brunet.
  - "Die Praxis der Hämodialyse" von Marc E. De Broe, Karl M. Koch, Norbert Lameire.
  - "Pathophysiologie und Diagnose von Nierenerkrankungen" von Robert W. Schrier.
- Fachzeitschriften:
  - Nephrologie & Therapeutik.
  - Journal of the American Society of Nephrology (JASN).
  - Clinical Journal of the American Society of Nephrology (CJASN).
- Online-Schulungen:
  - Coursera, Udemy und die Khan Academy bieten spezielle Kurse für die Nephrologie an.
  - Spezialisierte Websites wie Nephrology University oder Renal Fellow Network.
- Berufsverbände:
  - Die Französische Gesellschaft für Nephrologie (Société Française de Néphrologie, SFN).
  - Die American Society of Nephrology (ASN).
  - Die European Renal Association (ERA).
- Konferenzen und Workshops:
  - Jahreskongress der SFN.
  - Kidney Week, die von der ASN organisiert wird.
  - Europäische Treffen zur Nephrologie, die von der ERA organisiert werden.
- Web-Ressourcen und Anwendungen:

- Medscape Nephrology: Aktuelle Nachrichten, Studien und Empfehlungen.
- KDIGO (Kidney Disease: Improving Global Outcomes): Leitlinien und Empfehlungen für die Behandlung verschiedener Nierenerkrankungen.
- NephroCalc: Eine Anwendung, die Fachleuten dabei hilft, die Nierenfunktion zu beurteilen und Medikamente anzupassen.
- Podcasts:
  - "NephroTalk": Diskussionen zu aktuellen Themen der Nephrologie.
  - "NephJC": Rezensionen relevanter wissenschaftlicher Artikel in diesem Bereich.
- Selbsthilfegruppen und Foren:
  - RenalWeb: Forum für Dialysefachkräfte.
  - NephroLink: Eine Plattform für Patienten und Fachleute zum Austausch von Informationen und Erfahrungen.
- Ressourcen für Patienten:
  - Die Association for Information and Research on Genetic Renal Diseases (AIRG) (Vereinigung zur Information und Erforschung genetischer Nierenerkrankungen).
  - Kidney Foundation: Bietet Ressourcen, Informationen und Unterstützung für Patienten mit Nierenerkrankungen.
- Spezialisierte Ausbildungsprogramme:
- Von Universitäten und Krankenhäusern angebotene Fellowship- oder Spezialisierungsprogramme in Nephrologie.
- Medizinische Datenbanken und Bibliotheken:
- PubMed: Referenzdatenbank für medizinische Studien.
- Embase: Eine weitere unverzichtbare Ressource für medizinische Literatur.
- Bücher und Handbücher:

- "Traité de Néphrologie" (Abhandlung über Nephrologie) von Dr. Michel Paillard, Dr. Pierre Ronco und Dr. Raymond Ardaillou.
- "Nephrologie für den Krankenpfleger" von Maryse Aumont.
- Fachzeitschriften:
  - Nephrologie & Therapeutik.
  - La Revue de Médecine Interne (Gegründet von der Société Nationale Française de Médecine Interne).
- Online-Schulungen:
  - Université de la Francophonie: Fachkurse in Nephrologie.
  - SIDES 3.0: Ein Informationssystem für den Bildungsbereich.
- Berufsverbände:
  - Die Société Francophone de Néphrologie Dialyse et Transplantation (SFNDT).
  - Der Verband der französischsprachigen Nephrologen in Belgien (ANFB).
- Konferenzen und Workshops:
  - Jahreskongress der SFNDT.
  - Nephrologietage: Diese Tage werden jährlich veranstaltet und behandeln verschiedene Themen aus dem Bereich der Nephrologie.
- Web-Ressourcen und Anwendungen:
  - NEPHROBLOG: Ein Blog über Nephrologie mit vielen Artikeln und Informationen für Fachleute.
  - NephroHUG: Das Portal für die Ausbildung in der Nephrologie.
- Podcasts:
  - "NephroScope: Diskussionen zu aktuellen Themen der Nephrologie für ein deutschsprachiges Publikum.

- Selbsthilfegruppen und Foren:
  - Niere: Eine Organisation, die sich für das Wohlergehen von Menschen mit Nierenerkrankungen in Frankreich einsetzt.
- Ressourcen für Patienten:
  - Die Nierenstiftung: Eine Organisation, die sich der Aufklärung und Prävention von Nierenerkrankungen widmet.
  - Niere: Informations- und Austauschplattform für Patienten mit Nierenerkrankungen und deren Angehörige.
- Spezialisierte Ausbildungsprogramme:
- Interuniversitäre Diplome (DIU) in Nephrologie, die von verschiedenen französischsprachigen Universitäten angeboten werden.
- Medizinische Datenbanken und Bibliotheken:
- BDSG: Datenbank, in der zahlreiche Dokumente zum Thema öffentliche Gesundheit in französischer Sprache gesammelt werden.
- Die Seite bietet Informationen zu den Themen Gesundheit und Gesundheitsförderung.

Ständige Weiterbildung ist für alle Angehörigen der Gesundheitsberufe unerlässlich, um sicherzustellen, dass die Versorgung auf den neuesten Forschungsergebnissen und bewährten Verfahren beruht. In der Nephrologie ist es angesichts der technologischen und medizinischen Fortschritte besonders entscheidend, auf dem neuesten Stand zu bleiben. Diese Ressourcen können Krankenpflegern und anderen Fachkräften dabei helfen, sich beruflich weiterzuentwickeln.

www.ingramcontent.com/pod-product-compliance
Lightning Source LLC
Chambersburg PA
CBHW072211290526
45794CB00004B/1720